脳を鍛える最強プログラム
120パーセント頭を賢くする本

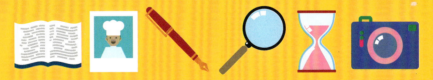

化学同人

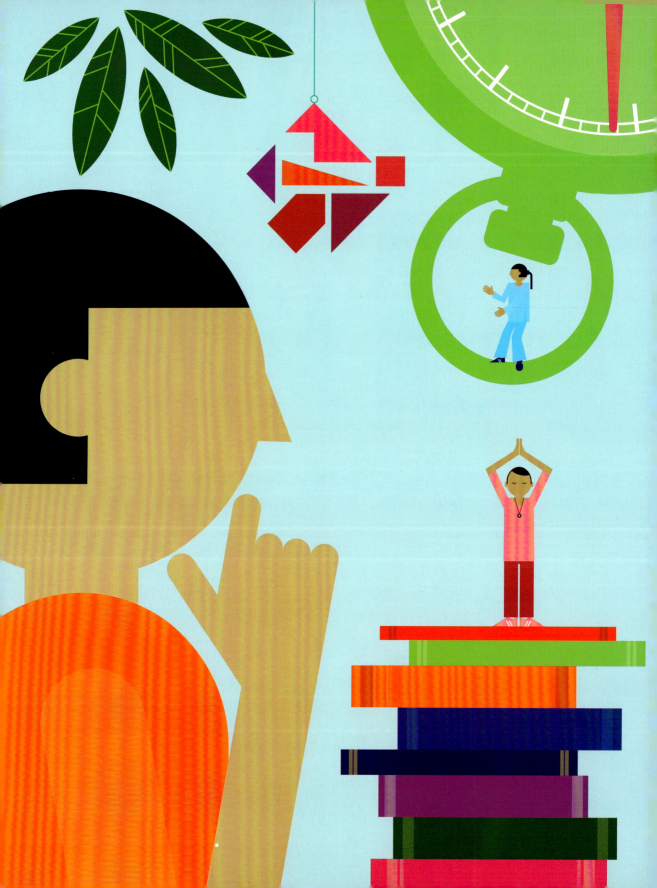

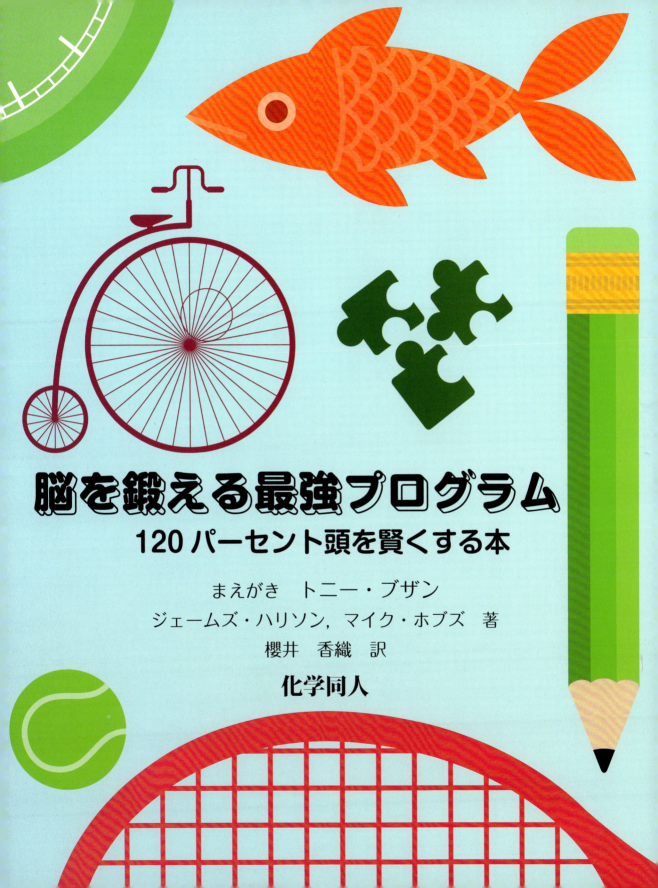

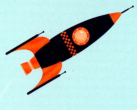

A DORLING KINDERSLEY BOOK
www.dk.com

MAX YOUR BRAIN
the complete visual programme
Copyright © 2010 Dorling Kindersley

Text copyright © 2010
James Harrison and Mike Hobbs

Japanese translation rights arranged with
Dorling Kindersley Limited, London
through Tuttle-Mori Agency, Inc., Tokyo
For sale in Japanese territory only.

脳を鍛える最強プログラム
120パーセント頭を賢くする本
2015年2月1日　第1刷発行

まえがき　トニー・ブザン
著　者　ジェームズ・ハリソン，マイク・ホブズ
訳　者　櫻井香織
発行人　曽根良介
発行所　株式会社化学同人

〒600-8074　京都市下京区仏光寺通柳馬場西入ル
　　　TEL：075-352-3373　FAX：075-351-8301

装丁・本文DTP　悠朋舎

JCOPY〈(社)出版者著作権管理機構委託出版物〉
本書の無断複写は著作権法上での例外を除き禁じられています。
複写される場合は，そのつど事前に，(社)出版者著作権管理機構
（電話 03-3513-6969，FAX 03-3513-6979，
email：info@jcopy.or.jp）の許諾を得てください。

無断転載・複製を禁ず
Printed and bound in China
© K. Sakurai 2015
ISBN978-4-7598-1579-5

乱丁・落丁本は送料小社負担にてお取りかえいたします。

目次

まえがき　　　　　　　　　　　　6
本書の使い方　　　　　　　　　　8

1章　脳に潜むパワー
脳のパワー　　　　　　　　　　　12
脳をイメージしよう　　　　　　　14
知能とは何か？　　　　　　　　　16
見ることから学びは始まる　　　　18
今のあなたの脳力は？　　　　　　20

2章　記憶力
要は記憶しだい　　　　　　　　　30
記憶はこう働く　　　　　　　　　32
記憶力テスター　　　　　　　　　34
ジャーニー法　　　　　　　　　　36
視覚的メモリの拡張　　　　　　　38
ペグ法　　　　　　　　　　　　　40
記憶力ゲームをどんどんやろう　　42

3章　視覚的推論力と空間認識力
映像のなかで考える　　　　　　　48
見ることは学習なり　　　　　　　50
視覚クイズ　　　　　　　　　　　52
地図を読む　　　　　　　　　　　56
心的回転パズル　　　　　　　　　58
マインドマップ　　　　　　　　　62

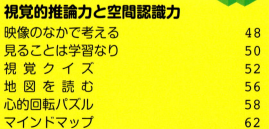
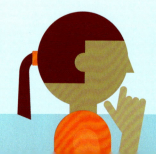

4章
創造的思考力

創造力の神秘を解き明かす	66
クリエイティブ脳になる	68
創造力におやつを	70
創造力エクササイズ	72
創造プロセスの乗り切り方	74
落書きアート	76
はみだし思考	78
マッチ棒パズル	80
独創的な解答	84
創造力ワークアウト	86
錯　視	90

5章
数的推論力

数的才能	94
速算テスト	96
初歩的な計算力を伸ばす	98
視覚で数学トレーニング	100
数　独	106
サムライ数独	110
カックロ	112
論理の飛躍	114
ギャンブラーの錯誤	116
数のなぞなぞのからくり	118
なぞなぞに挑戦	120

6章
言語的推論力

成功する話術	124
語彙速答テスト	126
言語と知能	128
言葉のエクササイズ	130
読解力	136
言葉と絵	138
物語を創作する	140

7章
心身相関

健全な肉体、ストレスに強い脳	144
身体刺激法	146
ストレス度	148
東洋風エクササイズ	150
太極拳	152
ヨ　ガ	154
睡眠と脳	156
頭脳食	158

8章
脳力アップ度確認テスト

仕上げのエクササイズ	162

解　答	172
参考ウェブサイト	186
その他の参考書	187
索　引	188
謝　辞	192

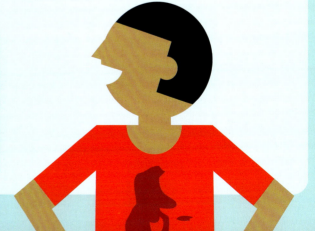

まえがき

「あー、もっと頭がよかったら！」は万人の夢である。
今、あなたはその夢を叶える本を手にしている。

本書『脳を鍛える最強プログラム——120パーセント頭を
賢くする本』は頭脳トレーニングビジュアルブックの草分け
といえる。高度に発達した新たな知的社会で、人間の脳は
押し寄せる知識や情報を如才なく巧みに管理・処理する
必要に迫られている。だから、教材は脳に優しくなければ
いけない。私が本書のまえがきをどうしても書きたかった
理由のひとつは、脳が必要としているものを本書が完備して
いることだ。本書は脳の言語である「視覚的」言語で
書かれている。本書は、テーマにぴったりのイラスト、
カラフルな色使い、巧みな空間デザイン、一目瞭然の関連づけ、
わかりやすい文章で構成されている。本書は脳に優しい脳の本
である。本書は、脳が必要とするものについて書かれた内容を
まるごと体現している。

もてる脳力を学習で100％使っていない人が大半だということ
を知っておくことも、脳力を極限まで押し広げるには重要だ。
こういうと何だかよくないことのように聞こえるが、
実のところ、これは朗報である。あなたには、脳力を未使用の
まま格納している保管容器があるということなのだから。要は、
そこへのアクセスのしかたを知る必要があるということだ。
本書は、わくわくする楽しいゲームやエクササイズを通じて
脳力を極限まで押し広げる手助けをしてくれる。

この斬新な本は、脳とその驚異的な構造と機能について
教えてくれる。視覚的プロセスや想像プロセスの力について、
あなたは目からうろこが落ちる思いをするだろう。記憶力と
その並外れた処理能力、あなた自身が生まれつきもっている

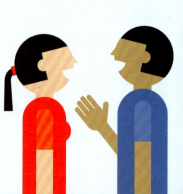

視覚的推論能力や創造力、数字に関する能力についても、きっと発見があるだろう。本書では、言語的推論能力と言語能力を向上させる「視覚的」アプローチも紹介される。きわめて重要な脳と身体の関係についての章であなたは「健全な肉体に健全な精神は宿り、健全な精神は健全な肉体をつくる」という格言の正しさを思い知ることになるだろう。本書のパズルに取り組むと、集中力、記憶力、学習力、創造力が向上する。こういう能力はあなたに自信をつけ、人生をますます愉快なものにしてくれるだろう。

本書に投資したあなたは、自らの知的資本に投資したことになる。その資本は世界で最高に価値のある資本だ。

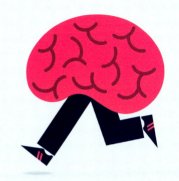

トニー・ブザン
マインドマップ®の発明者

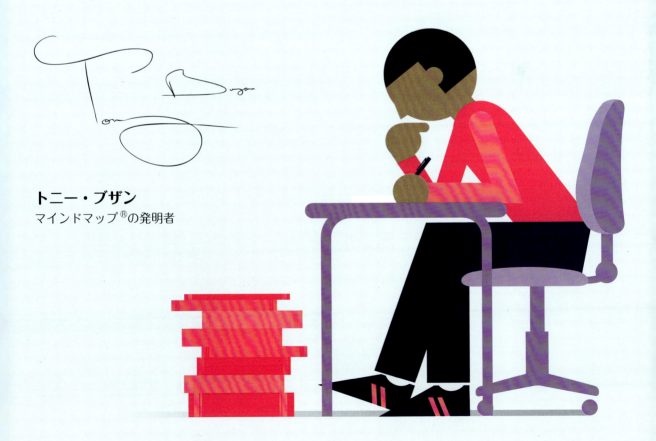

本書の使い方

研究結果によれば、学習ということでは視覚が最も受容力がある。このビジュアルブックは視覚で読み進められるようになっており、評判の良い頭脳エクササイズもたっぷりと取り揃えた。テーマ別に章を立て、記憶力、視覚的推論力と空間認識力、創造力、初歩的な計算力、言語的推論力、頭脳と身体のつながりを取り上げる。

まず脳について簡単に説明し、知能という概念と視覚的学習を紹介する。次にエクササイズ「今のあなたの脳力は？」で今の頭の回転の速さをはかる。後続章は記憶力や創造力といった個々の脳の働きをテーマに、脳の働き方を説明し、脳力アップに効くパズルを用意した。

本書の使い方

本書は章を追って読み進めてもよいし、記憶力といった特定の章を拾い読みしてもよい。ただ、まず1章を読んで（エクササイズ「今のあなたの脳力は？」もすること）、8章の最終確認で読み終わることをお勧めする。そうすれば、頭の働きがどれだけよくなったかがわかる。

大半のエクササイズは穴埋め式である。答えを別紙に書くものもある。最後に「心身相関」で脳力を伸ばす食べ物と運動と身体刺激法を紹介する。

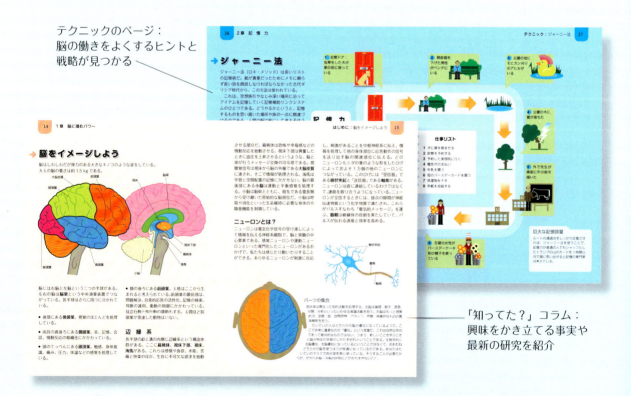

テクニックのページ：
脳の働きをよくするヒントと戦略が見つかる

「知ってた？」コラム：
興味をかき立てる事実や最新の研究を紹介

本書の使い方

さまざまなヒントと戦略

記憶力を強化する「ジャーニー法」(p.36)や覚醒度を高める「身体刺激法」(p.146)など、いろいろなテクニックを全書にちりばめた。使い方と使用理由の例をエクササイズのページで説明しているので、読んでエクササイズで使ってみよう。使うテクニックを指示したエクササイズもある。慣れは脳力向上の重要要素だ。全章にあるヒントとアドバイス（稲妻マークがついている）も一読しよう。課題処理能力の増強になる。コラム「知ってた？」では、興味深い脳の働きを紹介する。

どのヒントもテクニックも8章の確認テストで使える。どれだけレベルアップしたか総合評価したくなったら、最初の「今のあなたの脳力は？」をもう一度やってみるといい。

解　　答

パズルの解答と解説は巻末にある。解答ページはパズルのページの下部に記載した。

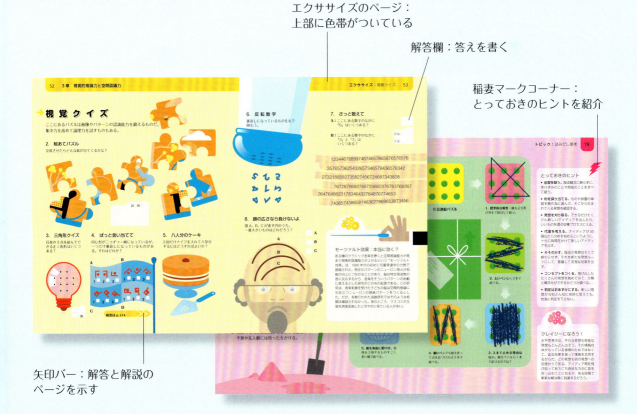

エクササイズのページ：
上部に色帯がついている

解答欄：答えを書く

稲妻マークコーナー：
とっておきのヒントを紹介

矢印バー：解答と解説の
ページを示す

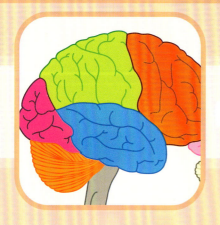
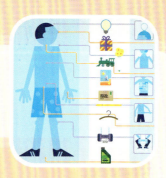
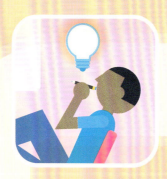
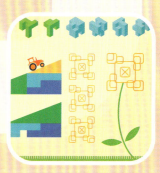
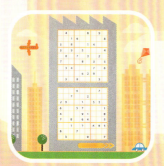
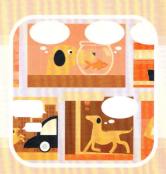

1章
脳に潜むパワー

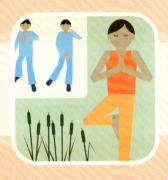
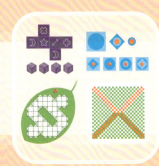

➡ 脳のパワー

脳は既知の宇宙で最も精緻な物体だ。何百万ものメッセージが常に飛び交い、情報の授受と加工と保存を可能にし、全身に指令を出す。

　脳はあなたの認識以上にいろいろなことができる。人間の創造物についてちょっと考えてみよう。つるはしのような原始的な道具から超高層ビルや巨大ダム、最小のマイクロチップまで、すべて着想の場は人の脳だ。明らかに脳は人が自由に使える最強ツールである。

　脳は 24 時間働いている。世界中の携帯電話をひっくるめても、あなたの脳が 1 日に発生する電気パルスには及ばない。脳内には推定 1×10^{800} 回相互交信している数十億個の小さな脳神経細胞がある（この世に存在する物質のうち、捕捉可能な最小物質のひとつである原子の数が推定で 1.33×10^{48} 個である、といえばわかりやすくなるだろう）。

知ってた？

脳の消費電力は冷蔵庫よりも少なく、およそ 12 ワットだ。脳の消費エネルギーは 1 日当たり約 230 カロリーで、小さなチョコレートバー 1 本分である。こういうと、脳は効率的であるように聞こえるが、相対的に見るととても大食いだ。脳の重さは体重の 2％しかないのに、そのエネルギー消費量は全身の総消費量の 20％を占める。

脳は単に生存するだけで毎分 0.1 カロリーを消費する。脳組織 1 g 当たりのエネルギー消費量は身体の 10 倍で、その大半は組織を維持するために使われる。

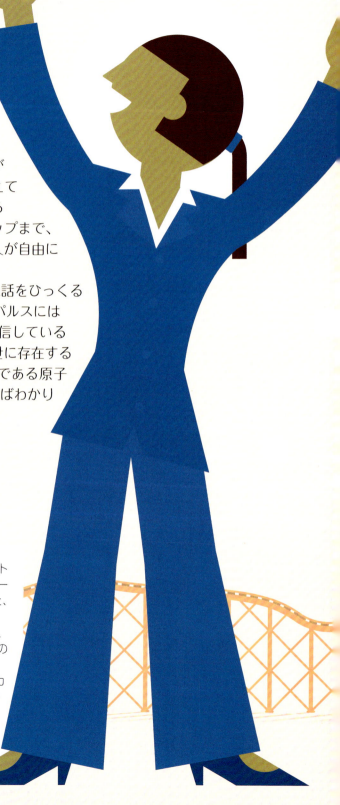

強み、弱み

そんなにパワフルな脳があるのに、なぜ私たちは万能ではないのか。なぜ、忘れっぽい人、地図を読むのが苦手な人、リズム感がない人がいるのか。頭の中で「電気」がいつも点いているのなら、そんな問題に出くわすはずがないのでは？

脳を混雑した遊園地だと考えよう。いろいろある乗り物やアトラクションがいろいろな脳、遊びに来ている人が神経細胞すなわちニューロンだ（p.15）。遊園地によって、人気のあるアトラクションはさまざまだ。同じ乗り物でも遊園地によって人の集まり方は異なる。「人気の乗り物」とは、脳でいえば「神経細胞」の活動が活発で、それゆえによく発達した脳野に当たる。脳野の発達は子ども時代に受ける教育に助けられるところが大きい。地図を読むのがうまい人もいれば、とてもクリエイティブな人やとても論理的な人もいるだろう。たいていはとくに活発な脳野以外にもいろいろな脳野が協働するので、これは大雑把なたとえだが、脳の働き方は人それぞれだということをうまく表現している。つまり、得手不得手は教育と遺伝の問題なのだ。だから、自分は数学が苦手だとか語学はからっきしだめだとか思っている人は自分に厳しくしすぎないように。別の分野に秀でている可能性は大いにある。

また一方、このことは、自分はここが弱いと思う知的能力を開発できないということではない。数学とか地図を読むとかいったことに生まれつき才能がないのだから、脳力を伸ばそうとしても何の意味もない、と考えるのは間違いだ。練習が潜在能力を引き出すという点で脳は体の筋肉と同じである。常に努力すれば脳力は伸ばせるし、幅も広げられる。

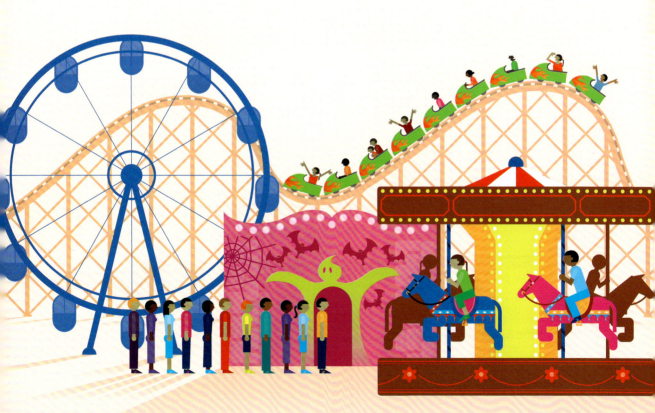

➡ 脳をイメージしよう

脳はしわしわだが弾力のある大きなキノコのような姿をしている。大人の脳の重さは約1.5kgである。

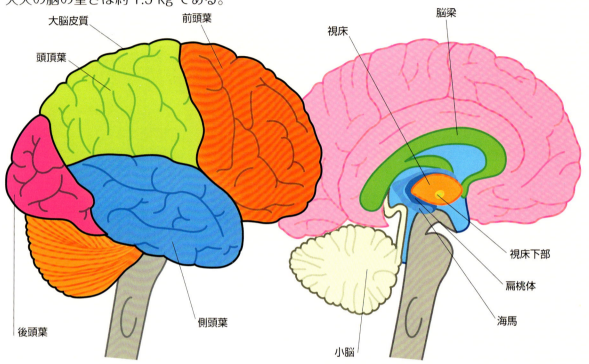

脳には右脳と左脳という二つの半球がある。左右の脳は**脳梁**という中央演算装置でつながっている。各半球はさらに四つに分かれている。

- 後部にある**後頭葉**。視覚のほとんどを処理している。

- 両耳の真後ろにある**側頭葉**。音、記憶、会話、情動反応の組織化にかかわっている。

- 頭のてっぺんにある**頭頂葉**。触感、身体意識、痛み、圧力、体温などの感覚を処理している。

- 額の後ろにある**前頭葉**。人格はここから生まれると考えられている。前頭葉の最前部は、問題解決、自発的応答の活性化、記憶の検索、判断の適用、衝動の制御にかかわっている。社会行動と性行動の調節もする。人間ほど前頭葉が発達した動物はいない。

辺 縁 系

各半球の畝と溝の内側に辺縁系という構造体群がある。ここに**扁桃体、視床下部、視床、海馬**がある。これらは感情や食欲、本能、苦痛と快楽のほか、生存に不可欠な欲求を始動

させる部分だ。扁桃体は恐怖や幸福感などの情動反応を始動させる。視床下部は興奮したときに血圧を上昇させるというような、脳と体が行うメッセージ交換の司令塔である。視聴覚信号は視床から脳の外層である**大脳皮質**に渡され、そこで情報が処理される。海馬は学習と空間配置の記憶に欠かせない。脳の最後部にある**小脳**は運動と平衡感覚を処理する。小脳は脳幹とともに、祖先である霊長類から受け継いだ原始的な脳部位だ。小脳は呼吸や消化といった生命維持に必要な身体の不随意機能を制御している。

ニューロンとは？

ニューロンは電気化学信号の受け渡しによって情報を伝える神経系細胞で、脳と脊髄の中心要素である。感覚ニューロンや運動ニューロンといった専門化したニューロンがあるおかげで、私たちは感じたり動いたりすることができる。あらゆるニューロンが刺激に反応し、刺激があることを中枢神経系に伝え、情報を処理して他の身体部位に応答動作の信号を送り出す脳の関連部位に伝える。どのニューロンもシダの葉のような形をしたひげによっておよそ1万個の他のニューロンにつながっている。このひげには「受信器」である**樹状突起**と「送信器」である**軸索**がある。ニューロンは直に連結しているわけではなくて、連絡を取り合うようになっている。ニューロンが交信するときには、接点の隙間が神経伝達物質という化学物質で満たされ、これらがパルスすなわち「電気的メッセージ」を運ぶ。**髄鞘**は絶縁体の役割を果たしていて、パルスが伝わる速度と効率を高める。

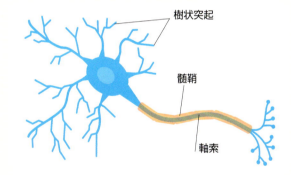

パーツの集合

両半球は異なった知的活動を処理する。左脳は論理、数字、言語、分類、分析といったいわゆる推論活動を担う。右脳はもっと視覚的で、空想、色、空間認識、パターン、認識、抽象的なものの意味解釈を担う。

たいていの人はどちらかの脳が優位になっているようだ。ここで非常に重要なのが「優位」という言葉だ。これは自然な性向であって絶対的なものではない。つまり、新しいことを学ぶときに脳が特定の学習のしかたを好むということである。生物学的に右脳優位、左脳優位になっているということではなくて、おおむねどちらかの脳を使うほうが快適になっているのである。あなたはたいていのタスクで両半球を常に使っている。そうすることが必要だからだ。だから右脳・左脳の区別にこだわりすぎないこと。

知能とは何か？

脳の話がすんだので、次は知能すなわち具体的にあなたを賢くするものについての話に移ろう。知能の定義は難しい。人によって意味が違うことがある。知能は科学界で長年論争の的になっており、正確な定義と知能のはかり方についてはいまだに意見が分かれている。

かつては「IQ」テストが最も優れた知能の測定法と見なされていたが、今ではIQは知能の特定の枝葉を調べるものだというのが一般認識になっている。

賢いとは、単に狭い学術分野で秀でているとか、雑学に通じているとか、綴り方や数学が得意だということではない。それはむしろ、置かれた環境で多くを理解する、ものごとの意味の把握や解釈ができる、どんな状況であっても自分がすべきことがわかるといった能力を広く深く持ち合わせているということであり、分析評価し、考案創造し、アイディアを実際に応用し実行する能力があるということだ。

知能のとらえ方

知能はいろいろなとらえ方ができる。推論、計画、問題解決、抽象思考、アイディアの理解、言語の使用、学習といった能力がそうだ。新しい環境への適応力、人間関係構築力、生産的な創造的思考力という特徴づけのしかたも人間の知能にはできるだろう。もっと限定的な見方もできるだろう。特定のスポーツに秀でている人は高い運動知能を発揮しているし、旋律やリズムを巧みに操れる人は音楽知能が高い。ヨハン・セバスティアン・バッハもデイヴィッド・ベッカムもその分野の知能が高い人だといえる。

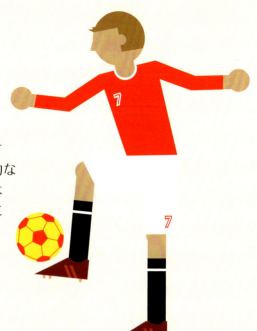

IQ テスト

IQは「知能指数」の略語で、いくつかの標準化された知能検査のスコアのことである。フランスの心理学者アルフレッド・ビネーが1905年に最初のIQテストを開発した。ビネーは、学業支援の必要な子どもを特定するために、後にIQテストと呼ばれるようになった検査をつくり上げた。現代のIQテストはおもに言語的推論、数値的推論、視覚空間的推論という3種類の知能に基づいていて、日常語の理解、単純な算術の概念、形状認識と具象画解釈の能力を体系的に点数化するようになっている。

脳のトレーニングと知能

ミシガン大学の研究によると、優れた脳力トレーニングプログラムは作業記憶を向上させ、一般的な問題解決の能力を伸ばすので、一般知能を高めるという。この研究では、被験者の頭の回転の良さを各種の認知能力テストで記録したあと、脳力トレーニング課題を出し、8日、12日、17日、19日間それぞれ課題に取り組んだ四つの被験者群の知能を再検査した。トレーニングしなかった被験者群の成績の伸びはわずかだったが、トレーニングをした被験者群の成績はトレーニング期間に比例して著しく伸びた。このことから、優れた脳力トレーニングプログラムは有効な知能向上法であることがうかがえる。

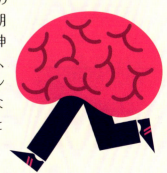

→ 見ることから学びは始まる

視覚から学ぶ量はどのくらいだろう？ まあ一般に、大半の専門家が75%くらいだと言っている。赤ちゃんは好奇心いっぱいの目で周りの人の行動を観察して振舞い方を覚える。赤ちゃんは顔の表情としぐさを見分けて解釈する。赤ちゃんは母親が自分のことを喜んでいるのか怒っているのかを一目で見分ける。これは終生変わらない。初デートのカップルは会話とボディランゲージの読み取りにそれぞれどのくらい注意を払っているだろうか？

脳の約40%がひたすらに視覚的素材の知覚と処理をやっているのだから、視覚から大量の情報を拾い上げるのは当然だ。平均的にたいていの人はおよそ1万個のものの名前を知っていて、形だけで識別できる。

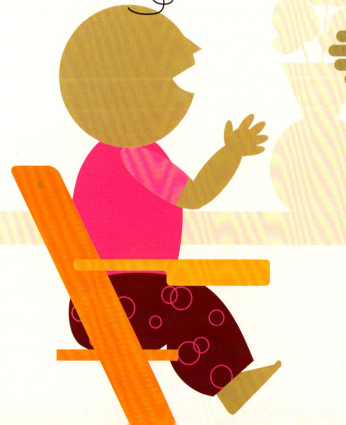

はじめに：見ることから学びは始まる

視　覚

視覚は周辺世界とのやりとりの鍵である。たいていの子どもは、一生のうちに知ることになるすべてのもののうち、5分の1の名前を6歳までに覚えるといわれる。視覚的な刺激が脳の発達を最も促し、成長期・成人期を通じてより高度な学習を助けることは、研究で証明されている。

抽象度の高い視覚的素材である図表やウェブ、地図、イラストなどからの情報を収集する能力は、人類に特有のものである。こういった情報源からの情報を解釈できることで、意味を見出し、整理し直して似たものをまとめ、異質なものと比べ、分析ができる。学習において、視覚は明らかに最も有用なものであり、最も広範囲に使われるものである。

教えを受ける

脳の視覚という部分がすごいのは、何らかの形で何かを見ると、その記憶をつくろうとするところだ。他人のダンスを見て振付けを覚えようとすると、脳は視覚情報を収集し処理し記憶しようとする。そうするとあなたは記憶を使って練習してうまくなれる。

新しいことを学ぶには視覚を刺激しよう。

百聞は一見にしかず

下の絵は何に見えるだろうか？そのとおり、カエデの葉だ。カナダの国旗の模様でもある。でも怒って額を突き合わせている二人の男にも見えない？　よく見ると、葉の上半分の輪郭が二人の男の顔になっている。すごい尖がり鼻だ。

この先、カナダ国旗を見ると必ず、カエデの葉と二人の男という二つのイメージが交互に脳裏に浮かぶようになるだろう。

見分けたと思っているものが別のものだとわかると学習が捗る傾向がある。意外なことは記憶に残りやすい。

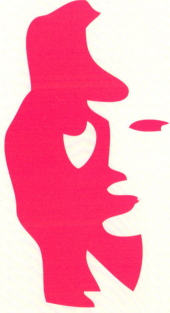

右の絵は何に見える？
若い女性の顔？
サックス奏者？
ゆっくり眺めると両方見えるようになり、脳はどちらも覚える。

ビジュアルガイド

本書のパズルやエクササイズは視覚的要素が強い。ここで説明した原理どおり、言葉とイメージを常に相互作用させる脳プログラムになっている。

この相乗効果は、頭の筋肉を徹底的に鍛え上げるのに役立つ。情報の伝達に視覚的プレゼンテーションツールを使うと、使わない場合より情報伝達成功率が43％高いことを証明した研究もある。

今のあなたの脳力は？

『脳を鍛える最強プログラム』のトレーニングにようこそ。
脳力アップのヒントやテクニックをいろいろと紹介する前に、
今のあなたの頭の回転レベルをチェックしよう。
　ここにあるエクササイズは、おもに視覚を刺激する脳トレだが、
対照的な非視覚的テストもある。エクササイズごとに採点し、
最後に合計して、今の脳力レベルを確認しよう。

1. ホーム＆アウェイ

A： 1分で九つの名所を順に覚えよう。そらでいくつ思い出せるかな？

グランドキャニオン
エッフェル塔
自由の女神
タージ・マハール
アクロポリス
ナイアガラの滝
エジプトのピラミッド
万里の長城
ラシュモア山

- 一〜三つ＝1点
- 四〜六つ＝2点
- 七〜九つ＝3点

B： 1分で日用品を九つ覚えよう。そらでいくつ思い出せるかな？

窓　　　　　ラジオ
歯ブラシ　　ごみ箱
本　　　　　雑誌
写真立て　　皿
カップ

- 一〜三つ＝1点
- 四〜六つ＝2点
- 七〜九つ＝3点

2. 数　列

次に来る数字は何だろう？

A：3, 12, 48, 192

B：1, 1, 2, 3, 5, 8

C：2, 5, 10, 17, 26

D：5, 13, 29, 61, 125

- A：2点
- B：2点
- C：3点
- D：3点

解答は p.172

3. 柵を巡らす
どの枝の山を使ったのかな？

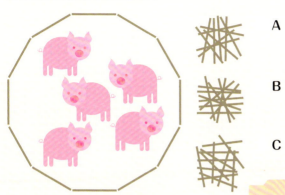

4. ヤギとキャベツとオオカミ
農夫がヤギとキャベツとオオカミを船で向こう岸に渡す。船に載せられる荷物は自分以外には一つだけである。見張っていないと、ヤギはキャベツを食べてしまい、オオカミはヤギに襲いかかる。どうやったら全部無事に渡し終えることができる？

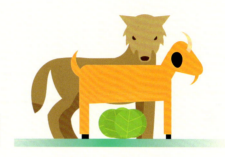

• 4点

• 4点

5. 暗算問題
できるだけ速く計算しよう。

A： 12 − 3 =　　　F： 8 × 4 =　　　K： 17 − 8 =

B： 9 + 8 =　　　G： 11 − 6 =　　　L： 14 − 5 =

C： 2 × 10 =　　　H： 9 × 8 =　　　M： 5 × 8 =

D： 36 ÷ 3 =　　　I： 6 × 7 =　　　N： 3 + 9 =

E： 7 × 7 =　　　J： 9 + 7 =　　　O： 4 × 6 =

• 20秒以内 = 3点
• 21〜40秒 = 2点
• 40秒以上 = 1点

6. 真　円？
内側の円は真円？　歪んでいる？

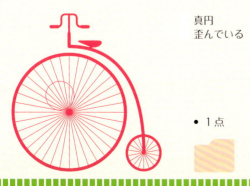

真円
歪んでいる

• 1点

新奇さがたいせつ
優れた知的刺激の条件とは何だろう？　答えは、やりがい、新奇性、多様性である。数の問題ばかりでは数字の高速処理能力を刺激するだけである。クロスワードばかりでは言語能力を活性化するだけである。単語と数字だけを見ていては視覚空間認識力は刺激できない。遊園地のたとえ（p.13）でいうならば、優れた知的刺激とは、得意な乗り物や大好きな乗り物だけでなくどの乗り物も作動させるものである。

7. 日　記

やったことを二つ具体的に書こう。

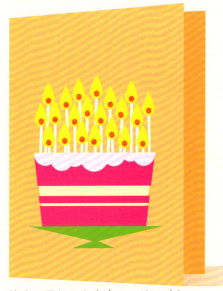

注意：同じことを書いてはいけない。

A：昨日

B：先週の同じ日

C：ひと月前の同じ日

D：前回の誕生日

- A：一つ1点
- B：一つ2点
- C：一つ3点
- D：一つ1点

8. 犬と骨

犬と骨がペアになるように正方形を4分割しよう。全部同じ形にすること。1匹は歯痛のため骨はやらない。

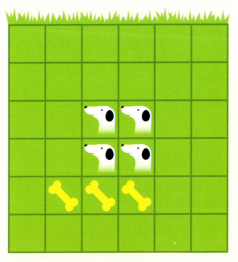

• 4点

9. 電灯のスイッチ

2階に電灯が三つある。スイッチは3個あり、スイッチを入れてもどの電灯が点くのかはわからない。一度だけ2階に行ったあと、どのスイッチがどの電灯のものかを言い当てるにはどうすればよいか？

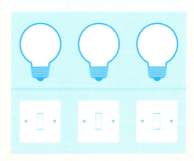

• 3点

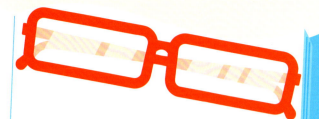

10. 速読

次の文章をできるだけ速く音読しよう。
一語一語はっきり発音すること。

ある状況で自分がどう反応するかを調べることは、言葉にしにくい思いや感情を理解する有効な方法かもしれない。心の奥深くにある自分自身の動機に思い当たったり、それまで意識することがなかった個人的な不安や脆さを理解できたりする可能性がある。

明らかに虚構であるが自分が直面している現実にどこか対応するストーリーやたとえ話をつくったり見つけたりすると、こうした感情に触れられる。自ら読み聞かせるのが理想的だ（そうしたければ、絵を描いてもいい）。

自己創作するにしても、卓越した画家や作家でなくてかまわない。線画や素人朗読で十分だ。他人がその作品を見たり読んだりする必要はないが、他人の見方や反応を知ることができれば、たいていは実りも多くなる。

虚構の物語や空想画の中では創造的になれる。起こってほしいと思うことを起こせるし、「正しいと感じる」とおりにものごとを提示できる。自分が居心地よく感じるには何が起こらなければならないかに気づくことができる。

「こういうときにはこうなるのだ」と断言しているわけではないのだが、あなたは物語や絵を自分自身の鏡と捉えていて、そういう状況で自らが感じることになるであろうさまざまな思いや期待、感情や判断や不安に気づいているのだ。

こうした枠組みの中に何かを落とし込むことで他人への関心を説明しやすくなり、他人との会話で自然に使える比喩やイメージの幅を広げられる。

その話がどこか強い否定感情を呼び起こす場合は、現実の中でそうした感情を肯定的に処理する方法を見つける必要があるのかもしれない。たとえば、自分があまりうまく対応できない状況で同僚に助けてもらうというような場合だ。話の中で他人に手厳しかったり否定的だったりする場合は、もっと共感的な見方を身につける必要があるのかもしれない。

そうこうしているうちに、文化的な前提や期待—あなた自身のきまりごとではこう「あるべきだ」とか「あるべきでない」（が他人の文化ではそうではない）こと—に気づくことになるかもしれない。

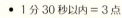

- 1分30秒以内＝3点
- 1分30秒〜1分50秒＝2点
- 1分50秒以上＝1点

音読のメリット

fMRI（機能的磁気共鳴造影）のような最新の脳走査法で、音読が左右の両半球の多くの脳野を作動させることが明らかになっている。発話と発話の応答音を聞くことにかかわる脳野が強く賦活することで脳細胞の連結構造が強化され、脳力が高まる。これは集中力の全体的な向上につながる。流し読みや黙読では一語一語読むことはあまりないが、音読は一語一語を読まざるを得ないので、スピーチ力の開発法としても優れている。とくに子どもには音読が奨励されるべきである。なぜなら、脳は、歌う、触る、音読するといった正の強化刺激によってつくられる連結を通じて学習するように配線されているからだ。

11. 違いを探せ

左の絵を 30 秒眺めてから隠し、
右の絵で差があるところを丸で囲もう。

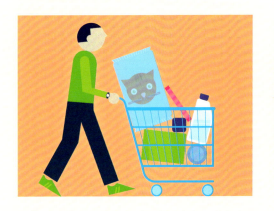

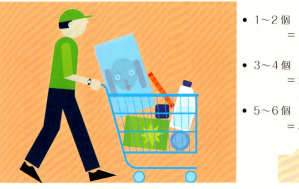

- 1～2 個 = 1 点
- 3～4 個 = 2 点
- 5～6 個 = 3 点

12. 数のジグソーパズル

縦の列には数字か記号が四つ入る。できるだけ短時間で横方向に並べ替えて意味の通る式を四つつくろう。横方向に演算する。答えは下のマスに書き入れよう。

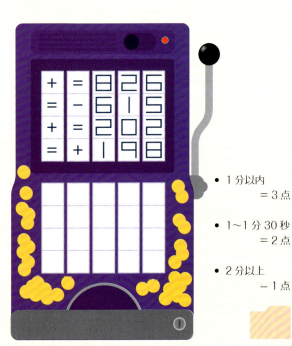

- 1 分以内 = 3 点
- 1～1 分 30 秒 = 2 点
- 2 分以上 = 1 点

13. 視覚的推論テスト

各組に一つだけ他と異なる絵がある。どれだろう？

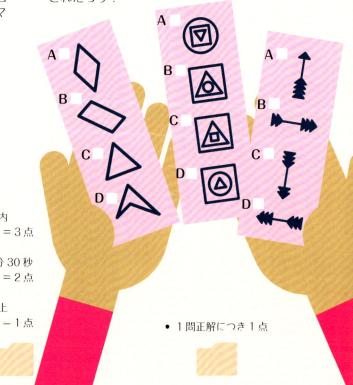

- 1 問正解につき 1 点

14. マンホールの蓋

四角い蓋より丸い蓋のほうが優れているのはなぜだろう？ 絵を見て考えよう。これはひっかけ問題ではなく、答えは一つではない。

• 2点

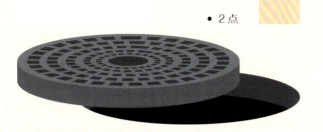

15. 何度動く？

長針が毎分60分の1度動くとすると、1時間で何度動くことになるだろう？

• 2点

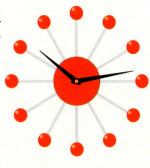

16. バイクの部品

このバイクになる部品セットはどれだろう？

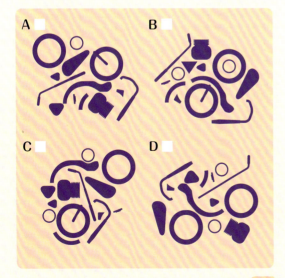

解答は p.172

• 3点

17. まっすぐな線？

2本の線はまっすぐ？ 曲がっている？

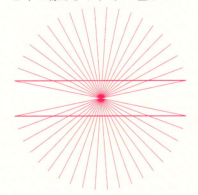

まっすぐ
曲がっている

• 1点

知ってた？

脳の機能は20代後半に衰え始めるということが通念になっている。まるで身体能力にピークがあって年をとるほど体調維持に励まなければならないスポーツ選手のようだ。でも、嬉しいことに心配はいらない。脳の重さと大きさは、使い続けていれば90歳までほとんど変わらないのである。その上、新たな経験や挑戦、テストやパズルをすることによって脳を生涯生き生きさせておくことは不可能だと考える理由はない。そういう活動は細胞の連結をよくするので、年齢に関係なく脳の機能全体を良い状態に保てる。

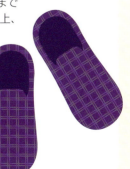

18. 抽象画

右の絵はレイ・オスターリース複雑図形といい、神経科医が患者の記憶力と集中力の持続時間をはかるときに使う。

絵をよく見て別の紙に写し取ろう。そうすると細部まで覚えやすくなる。

次に、どちらの絵も隠して、紙にそらで図形を描こう。1分間でどのくらい思い出して描けるだろうか？

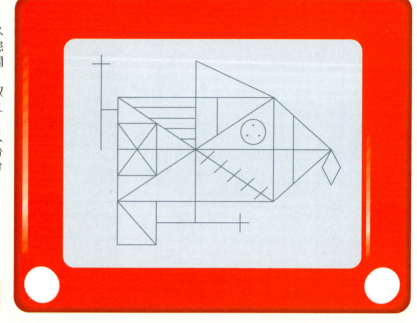

- 4分の1 = 2点
- 2分の1 = 3点
- 3分の2 = 5点

19. 魔方陣

1から9までの数字を一度ずつ使って、縦・横・斜めの数字の和を全部15にしたい。空白のマスに数字を入れよう。

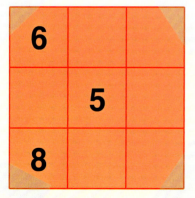

- 45秒以内 = 3点
- 45秒～1分 = 2点
- 1分以上 = 1点

20. 色迷路

右の例にあるように、どの色（白以外）も同数のマスを通って、左下から右上に行く経路を見つけよう。

例の説明：黒の線は赤・青・黄のマスを、それぞれ2個ずつ通っている。

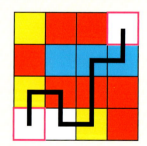

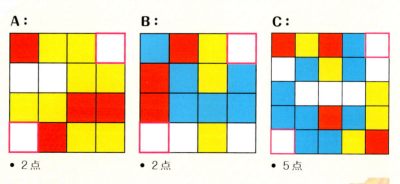

A: ● 2点　　B: ● 2点　　C: ● 5点

21. 完璧なゆで卵

15分間卵をゆでたいが、7分と11分のタイマーしかない。タイマーをどう使えば、15分きっかりゆでられるか？ 答えは紙に書こう。

• 4点

22. 異質なものは？

一つだけ他と異なる絵がある。どれだろう？

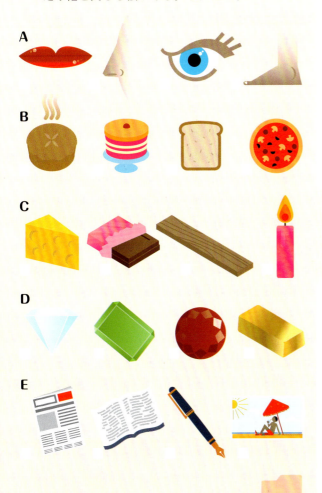

• 1問正解につき1点

解答は p.173

23. 異質なものは？

A	熊 ☐	猫 ☐	虎 ☐	犬 ☐	魚 ☐
B	小川 ☐	池 ☐	潟 ☐	湖 ☐
C	綿 ☐	木 ☐	スツール ☐	金属 ☐
D	芝生 ☐	藪 ☐	森 ☐	密林 ☐
E	コルシカ ☐	キプロス ☐	クレタ ☐	カウアイ ☐

• 1問正解につき1点

どうだった？

では採点しよう。解答は p.172〜173 にある。満点は 100 点だ。

あなたの得点： 　点/100点

ここまでのできはどうだったかな？ 我ながらさすがだと思える点がとれた？ 得手不得手があった？ そういうでこぼこはあるのが普通で、たとえば数的推論と言語的推論が同じくらい得意だという人はそうはいない。あなたの脳を隅々まで、いけるところまで稼働させることが本書の目的だ。ページをめくって、ヒントやテクニックやエクササイズを使ってさまざまな脳力の磨き方を見つけ出そう。

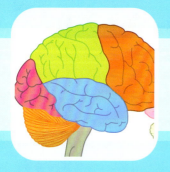
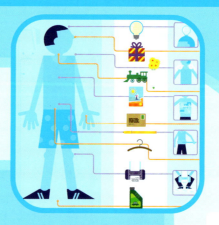
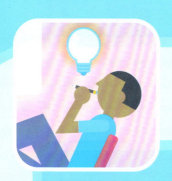
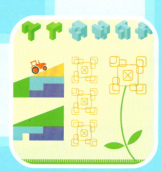
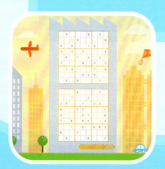
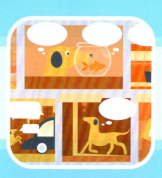

2章
記憶力

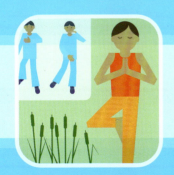
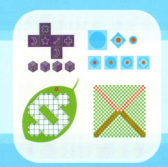

→ 要は記憶しだい

記憶は私たちをもてあそぶ？ 子どもの頃楽しかったことや感動は鮮明に覚えているのに、昨日会ったばかりの人の名前は思い出せないのだから、そんなふうにも思えてしまう。好きなバンドの曲の歌詞は完璧に思い出せるのに、ねじを緩める方向は忘れる。なぜ記憶は選り好みをするのか。容量が有限だから優先順位をつけて情報を取捨選択するのか。そうだとすれば、記憶力を上げる方法を見つけることは可能なのか。記憶の実体がわかれば、そういった問いに答えられるはずだ。

記憶とは？

記憶は知能の鍵となる部分を成している。生きている間に知ることはすべて、何らかの形で整理され保存される。この情報へのアクセス効率が記憶力の良し悪しを決める。

　科学者は長年の探索で脳の記憶保存部位が海馬と鼻皮質であるらしいことをつきとめた（p.43）。しかし最新の研究によると、大方の人の想像に反して記憶は脳の一か所に釘付けしておけないらしい。それどころか、記憶は知ったことを全部詰め込んでおいて情報を取り出したいときに内部を調べる保存施設だと考えるのは誤りである。

　記憶は場所ではない。記憶は活動であり経験である。何かを覚えるときには、重要と思う細部からの再構築をしているのである。記憶には好みがあり解釈があり、脳全体で記憶を働かせるしくみになっている。同じできごとを目撃した二人の説明が全然違っていることがある。実際の細かなことより自分にとって意味があることを鮮明に覚えている。

記憶力は改善できる？

もちろんできる！ 記憶力は鍛え高め強くできる。記憶に保持される情報は付加したい意味に影響される。私的な経験や感情に結びついていることは覚えやすい。覚えたい情報に強烈な意味づけや関連づけをすれば記憶力は向上できる。こうすると記憶力はよく働く。
- 覚えたいものの印象を強くする。
- 記憶に残りやすい情報を整理してから保存する。
- 常に正確に読み出す。

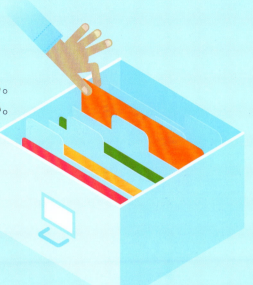

怪しい伝説

よく聞かれるのは年をとると記憶力が衰えるというものだ。これは誤りである。それどころか、定期的に刺激されれば頭は年とともによくなる。80代、90代でも40代、50代の人と同じ記憶力をもてる。年をとっても脳細胞は死滅しない。心理学者のトニー・ブザンは「年寄りの物忘れは、記憶力あらずにあらず、心ここにあらずのため」と言っている。最高の記憶力は、認知能力を生涯切磋琢磨する人のものであって、必ずしも若い人のものというわけではない。若くなくても頭脳労働に従事し新しい技能を身につけ体をよく動かす人は、そういうことをしない若年者より頭の回転が速い。脳トレは認知機能を向上させる。今がまさに脳を鍛え記憶力を向上させるチャンスである。ページをめくって、その画期的テクニックを習得しよう。

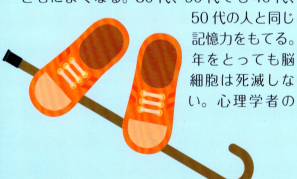

記憶力チャンピオン

毎年開かれる世界記憶力選手権の参加者は最高の記憶力を競う。参加者の頭の良さはあなたや私とそう変わらないのだが、いろいろな記憶術や記憶法（p.33）を使って情報を覚えるのに時間と労力を割いている。記憶力チャンピオン、ベン・プリッドモアは、ジャーニー法（p.36）を使って切ったトランプの山を26.28秒で記憶し、アンディ・ベルが前回つくった31.16秒という世界記録を破った。その2年前にはドイツのグンター・カルステン博士が1949桁の数字を1時間で記憶し2時間以内で思い出した。こういう人たちは、適切なテクニックを使ったときに記憶がなしうることを証明している。

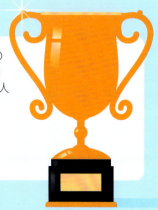

記憶はこう働く

ヒントを読む前に、情報を受け取り保存するためにあなたに備わっている3種類の記憶を知っておこう。

感覚記憶

あなたは視覚や聴覚などの感覚から情報を受け取り、1〜2秒保持している間に処理して、それが何に関連しているかを決める。あなたが無視したものは、音のように瞬時に消え失せて呼び出せなくなる。文章の一節に思い当たったときや、ほとんど気に留めていなかった人をちらっと見て誰だかわかった気がしたのにすぐまたわからなくなってしまったときのことを思い出そう。

短期記憶

あなたの注意が何かに向くと、その細部は短期記憶に移される。短期記憶は一度に七つのことしか保存できない。インターネットバンクの口座番号や暗証番号は、あなたにとって重要である限り、短期記憶で覚えていられる。後でその情報を思い出せるような神経のしくみ（意味と関連づけ）がまだできていないので、短期記憶は、「満タン」になったらさっさと古い情報を捨てて新情報を取り込むだけだ。短期記憶は有限容量になるように進化したという科学者もいる。一日に目にしたものを全部、視覚情報として記憶できたとしたらどうだろう？ すれ違った人、目にした看板を全部覚えたとしたら？ 詰め込みすぎの脳は苦しいはずだ。仕事を優先づけ、目前の仕事に集中できるのも、容量が有限ならではのことだ。

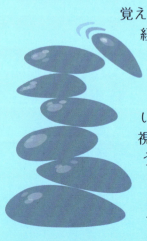

長期記憶

何が情報を長期記憶に変えるのか？ どんな情報も、練習と意味のある関連づけというプロセスで長期記憶に変えられる。一旦処理されれば、数週後、数か月後、数年後でも情報は思い出せる。これを効果的にするには、たくさん関連づけをして記憶検索の開始点を増やす必要がある。情報をじっくり考え復習し分析すると関連は定着する。とくに関連づけは視覚的な記憶がよりどころなので（p.36のジャーニー法を参照）、異質なもののリストを覚えるのに有効な方法だ。

周知のように、個人的な体験や感情に結びついた記憶は思い出しやすい。ぴんとこない人は誕生日を考えよう。10歳、15歳、18歳、20歳の誕生日、どれを思い出せる？ 節目である18歳や20歳は思い出しやすいだろう。

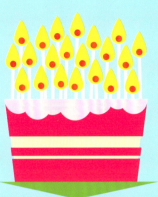

記憶補助術

- **関連づけ/視覚化**：知的関連づけプロセスは脳がものごとに意味づけをするために自然に実行していることだ。心当たりのある考えやものへの関連づけや、マインドマップ(p.62)のようなイメージ化ができると情報は思い出しやすくなる。

- **復　習**：復習をしない場合、たいていの人が24時間後に覚えているのは特定の教材の2割である。学生は、授業で聞いたことを放課後に一度復習して明確化・確認し、そのあと夜にもう一度復習するだけで、うまく学習できるようになる。

- **説　明**：記憶術の中でも「説明」は最高の効き目がある。できるだけ自分の言葉で説明しよう。頭の中にアイディアがあって、それを表現する言葉がそれに結びつくと、相乗作用で情報をよく理解できるようになり、想起する力が著しく高まる。

- **整　理**：脳はパターン認識と整理がうまい。7 1 9 3 11 5という数字は覚えにくそうだ。でも1 3 5 7 9 11に並べ直すと、脳はたちまち規則性を認識するので、とても覚えやすくなる。

- **感　覚**：視覚だけでなく他の感覚も動員しよう。聴覚・嗅覚・味覚・触覚も使って情報を処理し、記憶の痕跡を強め長持ちさせよう。

- **記憶術**：記憶を呼び起こす韻や文や奇妙なイメージをつくることで、情報を想起しやすくする。たとえば、アメリカの五大湖はヒューロン、オンタリオ、ミシガン、エリー、スペリオルだから「HOMES」だ。

- **語呂合せ**：これはリストやものごとの順序を覚えるのに重宝だ。周期表の元素の覚え方が良い例である。水(H) 兵(He) リーベ(Li, Be) ぼく(B, C) の(N, O) 船(F, Ne)

記憶力テスター

ここにあるエクササイズをやってみよう。
視覚的記憶にどのくらい頼っているかを意識して。

1. あなたの生活

質問にできるだけたくさん答えて、長期記憶をテストしよう。

A：朝食は何を食べた？

B：先週の日曜の午後、どこにいた？

C：大晦日の晩、どこにいた？

D：成人の日をどう祝った？

E：最近、映画館で見た映画は何？

F：アメリカのオバマ大統領が就任したとき、どこにいた？

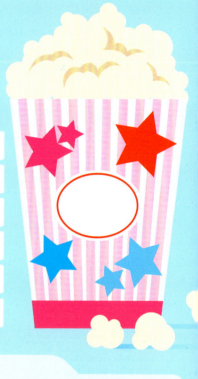

2. 細部に注意

おなじみのモナリザのなぞの微笑。
でもここにある問いに答えられるかな？

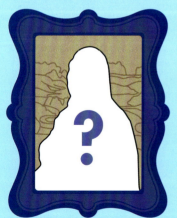

A：眉毛は何色？

B：右手が左手の上にある？
それとも左手が右手の上にある？

解答は p.173

映像記憶

映像記憶は写真記憶ともいう。見たものを完璧に記憶できる人に見られる特殊な現象だ。映像記憶はたいていは薄れてしまうが、白地に点を1000個ちりばめた絵を見た後でそれを完璧に再現できるくらい正確なこともある。

シェレシェフスキーというジャーナリストは、おびただしい単語や数字を数秒見ただけで覚えることができたと書いている。その記憶は写真のように正確だったようだ。シェレシェフスキーは、15年前のことでも大量の情報をできごと順に思い出せたし、さかのぼることもできた。彼は五感や関連づけ、その他の記憶術を使って、受け取った情報に意味づけをした。

しかし代償は高くついた！ シェレシェフスキーは、会話を続けたり他の仕事をしたりするのに必要な流動性知能を使うのが難しかった。なぜなら、映像記憶の中の情報からどうしようもなく連想が溢れ出してとまらず、集中を妨げたからである。

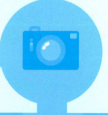

3. 数字を覚えよう

ここにある数字を1分間眺めたら、並べ替えテクニック（p.33）を使ってそらで情報を整理しよう。いくつ数字を思い出せるかな？

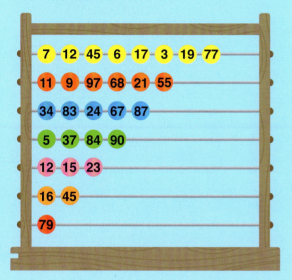

人の顔を絶対に忘れない方法

名前を紹介されてもすぐに忘れてしまうのはなぜだろう。「こちらはニーナ・ドウズさんです」と言われても、意味のない言葉の羅列でしかない。名前と顔が本当に「結びついて」もいない。バックティース（出っ歯）さんが大きな前歯をしていたらすぐに覚えるだろう。昔は記憶と関連性をよりどころにした名前をつけていた。金床を叩いてあなたの馬の蹄鉄をつくってくれる人がブラックスミス（鍛冶屋）さんで、あなたにラムの脚を売ってくれる人がブッチャー（肉屋）さんだった。今日、名前を覚えるにはイメージと関連性を再構築する必要がある。名前を覚えやすくする方法がいくつかある。

- 紹介時に、名前をもう一度言ってもらう。
- 名前を声に出して復唱する。

繰り返すことで記憶力が高まるからだ。

- 名前をよくみて関連づけをする。

上の例では「ニーナ」と救急車のサイレン、「ドウズ」と昔のロックバンド「ザ・ドアーズ」に結びつけると覚えやすくなりそうだ。

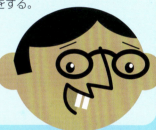

4. どこが変わった？

左の絵を1分間よく見よう。それから絵を隠し、右の絵で六か所違いを探して丸で囲もう。

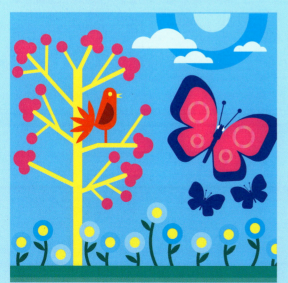
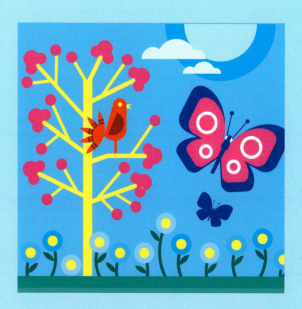

ジャーニー法

ジャーニー法（ロキ・メソッド）は長いリストの記憶術だ。紙が貴重だったためにメモに頼らず長い詩を朗読しなければならなかった古代ギリシア時代から、この方法は使われている。

これは、空想旅行やなじみ深い場所に沿ってアイテムを記憶していく記憶補助リンクシステムのひとつである。どうやるかというと、記憶するものを思い描いた場所や旅の一点に関連づけるのである。人間の脳は絵にして考えるほうが楽なので、情報を丸暗記するよりも、異質なもののリストの想起が楽になる。

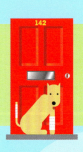

1 玄関ドア：包帯をした犬が家の前に座っている

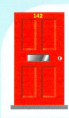

記憶力 旅の出発点

どういうしくみ？

まず、架空の旅を計画して、ルート沿いにランドマーク地点をつくる。この方法をうまく使うには、あらかじめ旅行を視覚化しておく必要があることに留意しよう。情報のリンク先であるランドマークは間違えようのないきわめて明瞭なものでなければならない。どんなイメージを選ぶかにこの方法の成否がかかっている。少々奇抜で鮮明で印象に残る、超現実的で不条理なイメージが必要だ。

右の図はルート例だ。玄関先から始まる散歩ルートの要所に仕事リストの仕事を配した。公園のベンチ、池、大木、学校、花屋、橋、最後に噴水を通る。これらは変更できない重要なランドマークであるが、ルートになじめるように他のものを追加してもかまわない。それからリストアイテムを要所要所のテーマや活動やものに関連づけた。公園のベンチに腰掛けている聴診器を下げた男性は診療予約を思い出すきっかけになるし、モヒカン刈りのアヒルは美容院の予約と関係している。

あなた自身の旅を考えてやってみよう。仕事リストのアイテムをいくつ思い出せるかな？

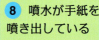

8 噴水が手紙を噴き出している

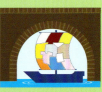

7 服のパッチワーク模様の帆をつけた船が橋をくぐった

テクニック：ジャーニー法

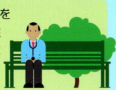
② 聴診器を下げた男性がベンチにいる

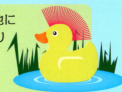
③ 公園の池にモヒカン刈りのアヒルがいる

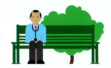

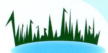

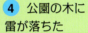
④ 公園の木に雷が落ちた

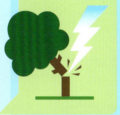

仕事リスト

1 犬に薬を飲ませる
2 診察を予約する
3 予約した美容院に行く
4 電気代の支払い
5 牛乳を買う
6 母のバースデーカードを買う
7 洗濯物を干す
8 手紙を投函する

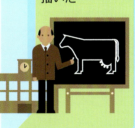
⑤ 外で先生が黒板に牛の絵を描いた

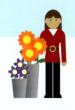

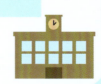
⑥ 花屋の女性がバースデーケーキ形の帽子を被っている

巨大な記憶容量

ルートの通過点をしっかり定着させれば、ジャーニー法を使うことで、記憶力が普通の人でもシャッフルしたトランプの山のカードを1時間以内で順に思い出せると記憶の専門家は考えている。

→ 視覚的メモリの拡張

5. メモリの接続

ここにある単語を2分間でできるだけたくさん覚えよう。
ジャーニー法を使って覚えられるかな？
時間がきたらリストを隠そう。

本	手	および
白い	仕事	時間
もし	ろうそく	もつ

A：順番にできるだけたくさん単語を書き出そう。

B：最初の列の最初の2語は何と何だった？

C：中央にある単語は何だった？

D：1列目の最後の単語は何だった？

E：2列目の最後の単語は何だった？

F：重複している単語はあったかな？

G：3列目の最初の単語は何だった？

H：一番長い単語は何だった？

視覚的記憶

このエクササイズはどうだった？ とくに覚えやすかった単語があった？ 名詞以外は抽象的で視覚化できなかったから覚えにくかった人もいるかもしれない。ものや場所、動物や人のような情報は視覚的記憶に入れておけるから楽に取り出せる。こんな簡単なエクササイズで視覚的記憶の効率の良さがわかる。これを「心の眼」と呼ぶ心理学者もいる。次のページの視覚的要素を含んだエクササイズをどれだけこなせるか、確かめてみよう。

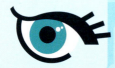

6. 覚えられるかな？

2分だけ絵を眺め、時間がきたら絵を隠そう。
ジャーニー法（p.36）を使ってできるだけたくさん覚えよう。

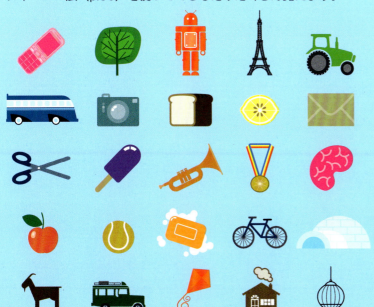

A：1列目の最初の三つは何だった？

B：中央にあったのは何だった？

C：最後の絵は何だった？

D：動物は何種類いたかな？

E：重複している絵はあったかな？

7. スポーツの好機

プレイヤーたちを1分で覚えて、問いに答えよう。

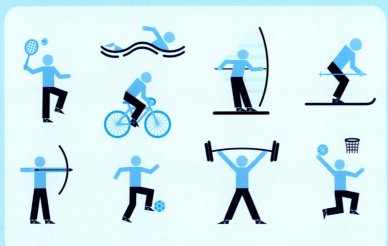

A：プレイヤーは右、左、左右、どの方向を向いていた？

B：ウォータースポーツはいくつあった？

C：バスケットボールの真上にあったスポーツは何だった？

D：道具を使うスポーツはいくつあった？

ペグ法

ペグ法はジャーニー法とは少し異なるテクニックだ。ジャーニー法が使っているリンクシステムは、みごとに奏功する人とそうでない人がいる。問題は、途中の一か所を忘れてしまうと記憶の連鎖が切れてヒントがなくなり、先に進めなくなることだ。ペグ法ではそれが起こらない。ペグとはクロークのコート掛けや帽子掛けのように情報をひっかけておくフックのことで、どれも独立している。

ペグに向くもの

ペグの利点は、記憶に固定したいものが何であれ、安定して支えてくれることだ。ペグはあなたが熟知していて新情報を結びつけられるものなら何でもよい。こういうペグを「ローカス」という。これは、後で想起が必要になる情報片を配置しておく頭の中の場所である。

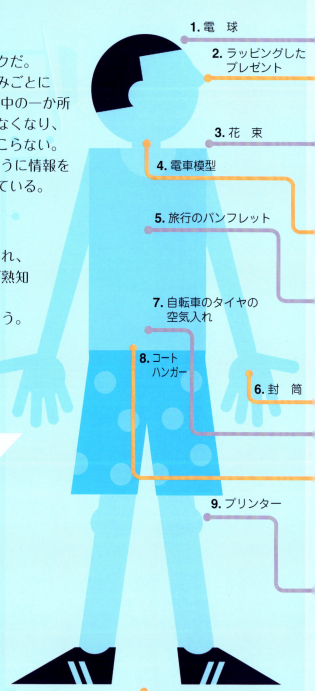

1. 電球
2. ラッピングしたプレゼント
3. 花束
4. 電車模型
5. 旅行のパンフレット
6. 封筒
7. 自転車のタイヤの空気入れ
8. コートハンガー
9. プリンター
10. 車のエンジンオイル

ペグ法で円周率（π）を記憶する

31 41 59 26 53 という数字を覚えなければならなかったとしよう（これは円周率πの最初の数桁だが、電話番号やリストアイテムかもしれない）。あなたのローカスの最初の五つが庭のゲート、芝生、通路、物干し用ロープ、木だったとする。別の記憶術（関連づけ）を使って数字を他の概念に変えよう。ゲートの外に鳥（回転した「3」）がいて止まり木「1」に降りようとしている、庭には子どもが「4」人いて、数字の「1」の形をしたおもちゃで遊んでいる、というようにする。

まさかのようだが、奇妙だが印象的なイメージを五つ使ってあなたはπの小数点以下10桁を覚えてしまった。ここにある例のペグは身体の一部（忘れそうにないもの）だが、ペグは家の中のもの（あるいは単に部屋そのもの）でもかまわない。

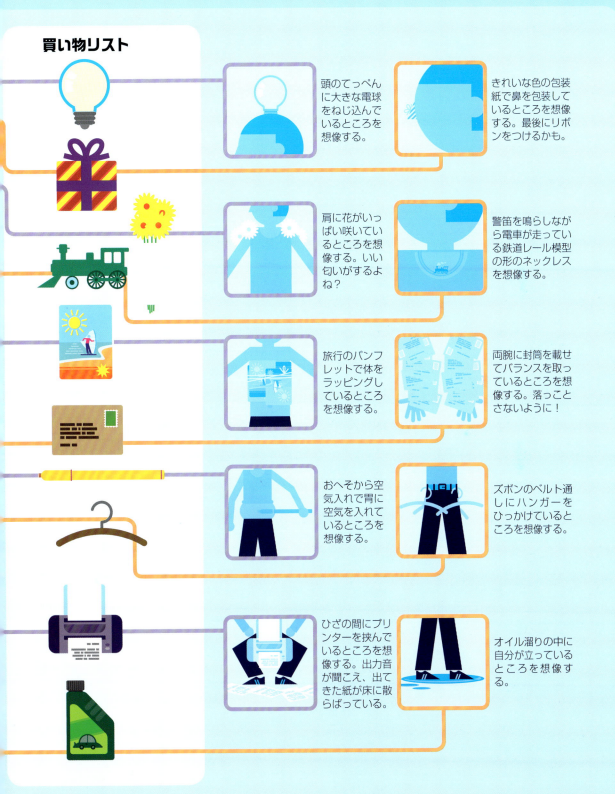

記憶力ゲームをどんどんやろう

8. 記憶のペグ化

ここにある絵を1分間眺めて覚え、そらでできるだけたくさん思い出してみよう。
好きな部屋に配置したアイテムを想像して、ペグ法（p.40）を使ってみよう。

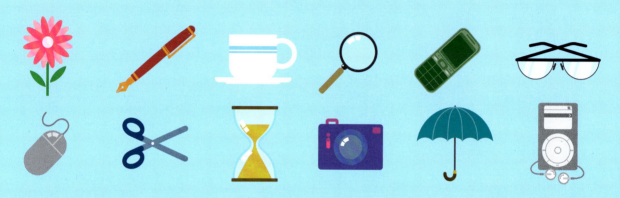

9. 貴人の好物

円卓の騎士たちが好きな野菜について語り合っている。
2分間眺めたら絵を隠そう。語呂合せを使って騎士たちを覚えてみよう
（語呂合せについては p.33 に説明がある）。

A：騎士は何人いたかな？

B：ルーカン卿の好きな野菜は何だった？

C：キャベツは誰の好物だった？

D：カリフラワーが好物の騎士の右隣りは誰だった？

E：名前がダ行で始まる騎士が二人いた。誰だったかな？

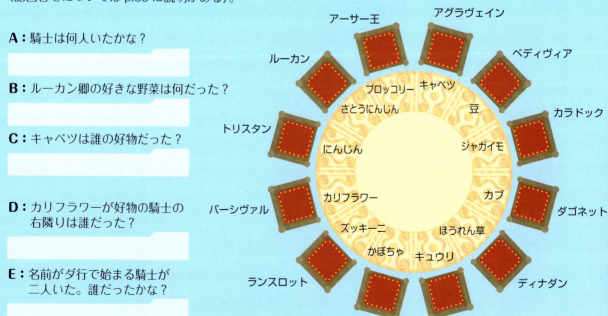

10. かなりのものだね

いろいろなものが無造作に並んでいる。1分眺めたらリストを隠そう。並び替えテクニック（p.33）を使って小さい順に思い出そう。

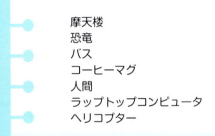

摩天楼
恐竜
バス
コーヒーマグ
人間
ラップトップコンピュータ
ヘリコプター

11. あれはどこ？

4×4のマスのなかに矢印がある。位置を20秒で覚え、時間がきたらマスを隠そう。

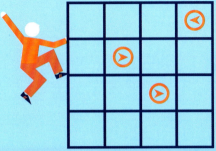

マスの番号を左から右に向かって、1〜16とすると、矢印はどのマスに入っていたかな？

A：3, 6, 9　　**B**：4, 6, 11　　**C**：5, 10, 12

12. 五感の刺激

視覚以外の感覚も動員して、ここにある絵を1分で覚えよう。食べ物なら味、楽器なら音を思い起こそう。そらでいくつ思い出せるかな？

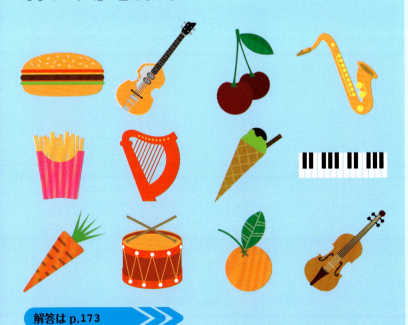

解答は p.173

記憶と匂い

匂いは忘れられた記憶を喚起する優れたきっかけだ。キャンプファイアの薪や香水のほのかな匂いにとらえられてふと昔のことや恋人を思い出したことはない？

科学者は、「嗅覚脳」として発生し記憶にとって重要な「感情脳」に進化した皮質が辺縁系の近くにあると考えている。それを鼻皮質という。匂いと感情と記憶が結びついていることには解剖学的な根拠があるわけだ。

匂いで蘇る記憶が他の記憶より強烈で鮮明だと思われるのは、視覚や聴覚などの他の感覚をきっかけに思い出す記憶よりも「感情に訴えかけてくる」からだ。研究によれば、匂いはひときわ強烈に感じられる記憶を想起させるが、思い出す情報量が多いとか具体的な情報を思い出しやすいとかいうことはないらしい。

44　2章　記憶力

13. 縫い取り模様

ここにある模様を1分間で覚えて再現しよう。
正確に何目覚えられるかな？

A：

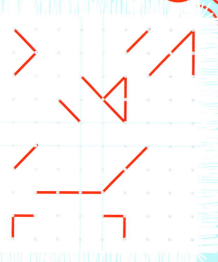

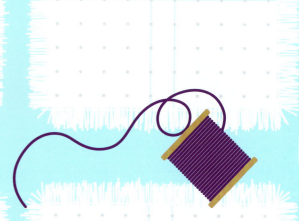

B：

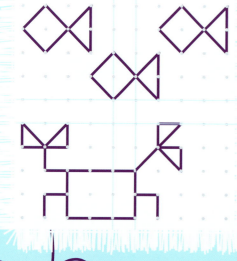

目

目

14. アバター暗算

数字を置き換えた絵がある。よく眺めたら絵を隠そう。どの絵がどの数字を表していたかを思い出しながら、計算してみよう。絵と数字のリンクに関連づけ（p.33）を使ってみよう。

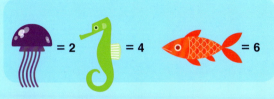

A: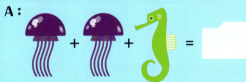

B: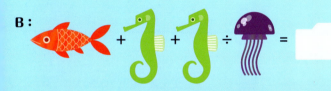

C: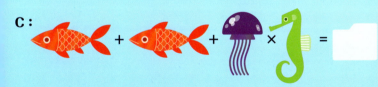

15. 五輪の色

オリンピック大会の五輪の色を思い出せるかな？ヒントとして2色入れてある。

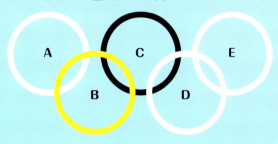

色A: ☐ 色D: ☐ 色E: ☐

16. 日曜大工のジレンマ

これからDIYストアに買い物に行くが、筆記具がない。ここにあるアイテムを2分で覚えよう。
ジャーニー法を使っていくつ暗記できるかな？

- ペンキ缶
- はしご
- セラミックタイル
- 電球
- 手袋
- 安全めがね
- 箱入りのねじ
- ヘルメット
- 紙やすり
- ブルーシート

解答はp.173

夢：完璧なる記憶？

何十年もの間、会ったことも考えたこともない知人友人、家族や恋人の鮮やかな夢を見ることがある。

　こういう夢で見る姿はきわめて鮮明で、色も細部もまさに過去の本人そのものである。これは、脳には時間が経っても曖昧化しない完全な姿で記憶を引き出せる能力があるということの確かな証拠だ。適切なきっかけを使えば、こうした記憶を呼び出すことができるかもしれない。

　しかし、この内なる能力を使いこなす方法を科学者が発見するまでは、情報をいつでも正確に引き出せるように体系化することにかけては、本章で説明した方法が最も効果的である。

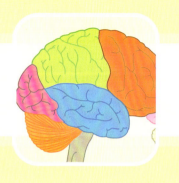
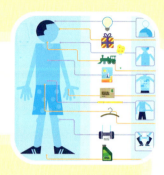
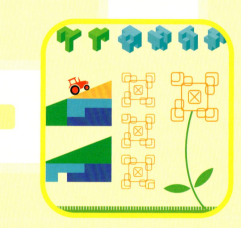
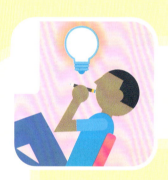
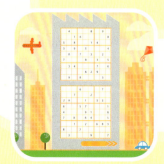
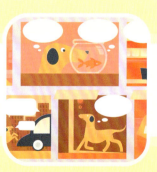

3章
視覚的推論力と空間認識力

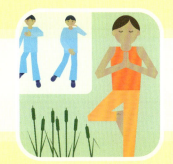 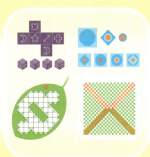

映像のなかで考える

ふだんの買い物の道すがら脳がやっている仕事を考えてみよう。他人やものにぶつからないためには、一歩ごとに3D映像をつくる必要がある。車の運転中の仕事はさらに複雑だ。ものの動きは速いし、あらゆる道路ユーザーの位置を常時先読みする必要がある。

　あなたは生後数日から視覚空間的推論力を使い始める。視覚野は出生直後から光に適応し始め、数週間たつと周囲の膨大な色や形のなかから両親の顔を見分けられるようになる。この時期なにより魅力的なものは母親の顔である。その後、成長とともにゲームで遊んで視覚を発達させる。たとえば、ジグソーパズルを完成させるには、パズル片をどう置けば台紙の上に絵を再現できるかを考える必要がある。いろいろな形がぴったりはまっていくようすが、あなたの推論・演繹・分析・問題解決の能力に磨きをかける。

空間認識力

視空間思考力が記憶力のなかで重要であることはいうまでもない。複雑な市街地でうまく道を見つけられるタクシーの運転手が良い例である。他の職業でも視空間思考力は重要な能力である。建築や都市計画のように、複雑な設計や配置がかかわる仕事では視覚的思考力が要求される。建築家や都市計画の専門家はアイディアをドラマチックに提示する能力をよすがとしている。もっと身近な例もある。ピクニックに出かけるときには、バスケットという限られた空間に食料と食器をどう詰めればよいか想像する必要がある。

はじめに：映像のなかで考える

認識という寄与因子

視空間思考力に恵まれている人もいれば、努力して脳の視覚野を鍛える必要がある人もいる。視空間能力の伸ばし方はいろいろある。脳が視覚情報を受け取ったときに最初にしなければいけないことは情報を認識し、過去に見たことがあるものだと気づくことだ。

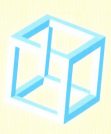

1. 見分けられるかな？

ここにある絵にはそれぞれ三つのものが描かれている。
何が描かれているのかな？

A: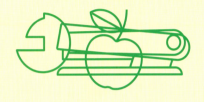

物 体：
1　　　　　2　　　　　3

B: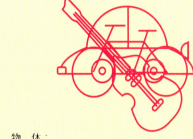

物 体：
1　　　　　2　　　　　3

C: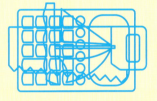

物 体：
1　　　　　2　　　　　3

D: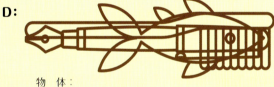

物 体：
1　　　　　2　　　　　3

ラクダの頭？

右の絵は何に見えるかな？ラクダか他の動物の頭かな？反時計回りに90度傾けたアフリカ大陸だということがわかった人、おめでとう！あなたは稀有な人だ。

そう認識しなかった人も心配いらない。垂直軸から傾けた形をぱっと見分けられる人は多くない。

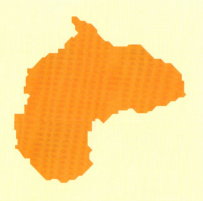

> 解答は p.174

狩りの道

古代は言語能力よりも視覚能力がはるかに重要だった。

動物の足跡を追えば食べ物にありつけるという推論能力はこの時代に発達した人間の特性だ。

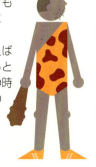

見ることは学習なり

数的推論や言語的推論などとは違って、視覚的推論を直に扱う教育システムはほとんどない。これは、美術、体育、数学、音楽など多くの科目ですでに視覚的推論が使われていて、言語的推論（語学）や数的推論（数学）のようにそれだけを切り離す意味があまりないように思われるからだろう。だからほとんどの人が自らの視覚的思考力の全容を一生知らずに終わってしまう。また、言語中心の教育システムに収まらないという理由で視覚的能力に恵まれた子どもたちを能力不足と決めつけてしまう教育システムは非難されるべきだという心理学者もいる。

空間的知能を高めよう

空間的推論力には四六時中お呼びがかかるが、たいていはスーパーで買い物カートを押すとか道路で後方駐車するといった反復作業のためで、自動モードであることが多い。

　そういうときのあなたは空間記憶に頼って新たな空間、図形、形状、大きさを処理しているので、空間的知能を刺激してはいない。空間的知能を簡単かつ効率的に高める方法には、ルービックキューブなどの物理的立体パズルがある。また、ビデオゲームが空間認識力全体を著しく高めることは研究で証明されている(p.55)。射撃ゲームやカーレースの刺激が苦手な人には別の方法がある。次のページのとっておきのヒントを読もう。

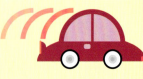

視覚的思考のメリット

- **視覚的思考**はアイディアを整理し、問題に固有の解決策を見つける強力な方法だ。

- **視覚的思考**は記憶力、集中力、整理力、批判的思考力、問題解決力を向上させる。

トピック：見ることは学習なり　51

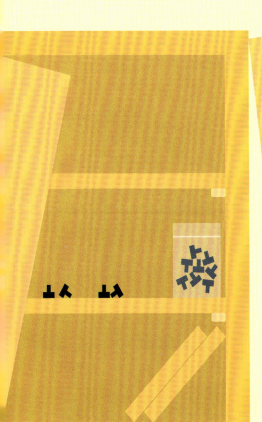

とっておきのヒント

- 目を閉じて身の回りにある身近なものを頭の中で回転させる。自宅、仕事場のビル、毎日横を通るランドマークでもいい。
- 彫刻、陶芸、大工仕事、CADの授業を受ける。立体的な計算や操作が必要なことなら何でもいい。
- 周りを見回して、遠近の物体の長さを推定する。これはどこにいてもできる。その後近寄って、推定の正確さを確かめる。
- 組立て式の家具を組み立てる。説明図どおりに組み立てることで、視覚的認識能力を開発できる。
- いろいろな難しい視覚的パズルに挑戦し続ける（p.52〜55、p.58〜60）。

- **視覚的思考**は抽象的なアイディアを具体的にする。イメージは情報伝達効果に優れるからだ。

- **視覚的思考**は先延ばしを減らし生産性を高める。異質なアイディアを結びつけたくなるからだ。

奥行き知覚

奥行きの知覚は世界を立体視する能力である。私たちは3通りの方法を使って深さと距離をはかる。ある物体の大きさの記憶がある場合は、脳は網膜上の物体の大きさをもとにして距離をはかることができる。また、頭を水平方向に動かしたとき、近くの物体が網膜を横切る速度は速いが遠くの物体はほとんど動かない。脳はこの情報を使って距離を推定する。最後に、左右の目がそれぞれ受け取る像は、とくに目の近くにあるものの像はわずかに異なっている。脳はこの情報を結びつけて距離を計算する。

視覚クイズ

ここにあるパズルは画像やパターンの認識能力を鍛えるものだ。
集中力を高めて論理力を試すものもある。

2. 絵あてパズル
完成させたらどんな絵が出てくるかな？

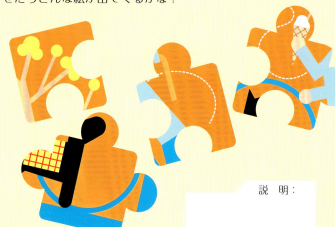

説明：

3. 三角形クイズ
任意の3点を結んでできる正三角形はいくつある？

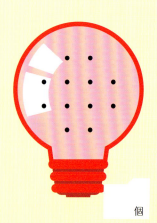

個

4. ぱっと言い当てて
同じ形が三つずつ一組になっているが、一つだけ裏返しになっているものがある。それはどれか？

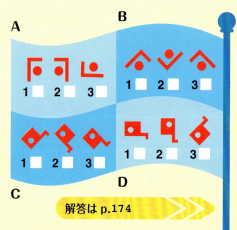

5. 八人分のケーキ
3回だけナイフを入れて八等分するにはどうすればよいか？

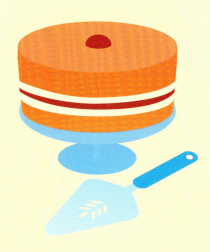

解答は p.174

エクササイズ：視覚クイズ

6. 反転数字
裏返しになっているものを丸で囲もう。

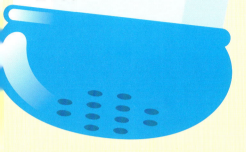

7. さっと数えて
A：ここにある数字のなかに「6」はいくつある？

B：ここにある数字のなかに「3」と「7」はいくつある？

3は：

7は：

```
    12344678899746746578658765765 76
     3576573625432657346578436578342
     2732188582735827456724687343828
        767287868276872368 2376783768267
     26476488231783464327648767 74653
       74365743865814836278686538 73456
```

8. 顔の広さなら負けないよ
弧 A、B、C が表す円のうち、一番大きいものはどれだろう？

A ☐
B ☐
C ☐

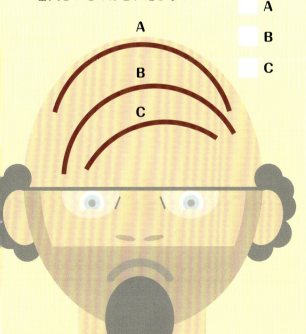

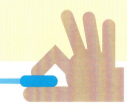

モーツァルト効果：本当に効く？

ある種のクラシック音楽を聴くと空間推論能力が高まり視覚的認識能力が上がるという「モーツァルト効果」は、1990年代の初めに児童発達学の分野で提唱された。特定のパターンのニューロン発火が知能の向上につながることがあり、脳は特定周波数の音に反応するから、音楽をそういうパターンの始動に使えるとした研究がこの名の起源である。この研究は、音楽刺激を受けた子どもの脳は空間的推論にも役立つニューロンの接続パターンをつくるとした。だが、多数行われた追跡研究ではそのような相関は確認されなかった。実のところ、マスコミが主張を誇張歪曲したと冷ややかに見ている人が多い。

9. 性格あてクイズ

立方体の頂点を通る線は、まっすぐだろうか？ 曲がっているだろうか？

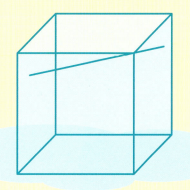

まっすぐ： 　　　曲がっている：

11. 大きな小包

平面図形として表面積がいちばん大きいのはどれだろう？

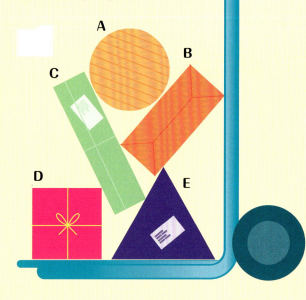

10. 偽者が紛れている！

偽のカットが二つある。それはどれだろう？

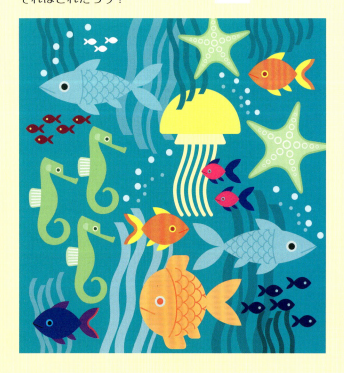

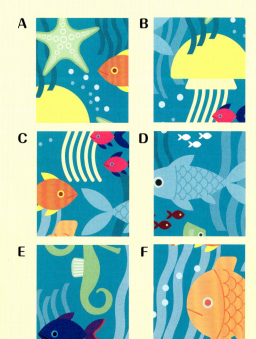

エクササイズ：視覚クイズ　55

12. 鋭いキツネ
絵のなかに三角形はいくつある？

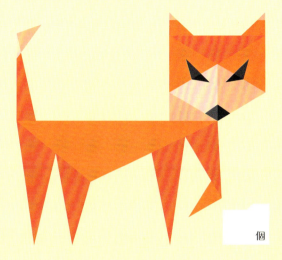

個

14. ひとりぼっち
みんなペアがあるように見えるが、ひとりぼっちの雪のかけらが一つある。どれだかわかる？

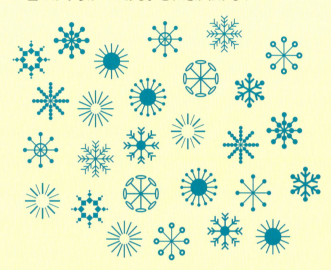

13. 流れ星いくつ見えた？
絵をよく見て問いに答えよう。

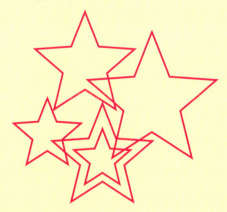

A：星はいくつある？

B：三角形はいくつある？

C：いちばん大きな星と重なっている星はいくつある？

解答は p.174

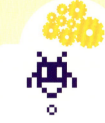

テレビゲーム

テレビゲームは空間認識能力の向上という点では優れている。最近の研究によると、テレビゲームで外科医の術中操作がうまくなるという。テレビゲームをすると被験者の短期記憶が向上することも実験で証明されている。たいていのゲームでは、どんどん移り変わるできごとを察知して反応するためにプレイヤーは素早く画面の隅々まで注意を払わなければならないからである。それどころか、テレビゲームをすることで、空間認識に必要な神経経路の発達にとって不可欠であるにもかかわらず休眠状態だった遺伝子が始動するらしい。今では、テレビゲームには注意力持続時間の短縮作用どころか持続効果すらある可能性が研究で示唆されている。

地図を読む

地図の判読では空間推論能力が試される。平面に描かれた記号の識別だけでなく、認識した情報と地図が表す物理的空間の関連づけが必要だから、単純な空間認識の一段上だ。地図の判読は読解と心的回転と数学の融合技能だから、空間認識能力全体が磨かれる。

読図中は右脳が働いて方向の見当づけや空間の移動を助ける。地図を読むと空間認識を司る部位である海馬を大きくできることが研究で証明されている (p.14)。だから、タクシーの運転手の海馬が一般に大きめで、海馬の大きさと乗車時間に相関があるのは不思議ではない。

何より、こういう研究は、空間推論能力は開発可能だといっている。自称地図オンチでも、練習すれば地図の読み方は習得できる。努力を続ければ徐々に、地図記号と地形をさっと結びつけ、地図から重要情報を読み取って、不慣れな場所でもうまく動けるようになる。衛星ナビシステムに頼りすぎれば、海馬は作動しなくなり空間記憶力は発達理由を失う。

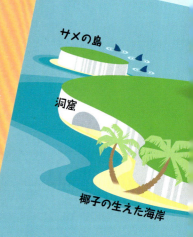

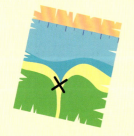

15. 宝探し

地図を読む能力を試す楽しいゲームをしよう。ここに宝島の絵がある。この島のどこかに宝の箱が埋められている。財宝のありかを示した地図は9枚に分割さればらばらに散らばっている。「×」印は島にある九つのランドマークの位置を示し、財宝のありかには金貨マークがついている。

地図の断片を右のマスに当てはめて頭の中で絵を完成させよう。そうすれば、財宝のあるマスを突き止めることができる。

A	B	C
D	E	F
G	H	I

トピック：地図を読む 57

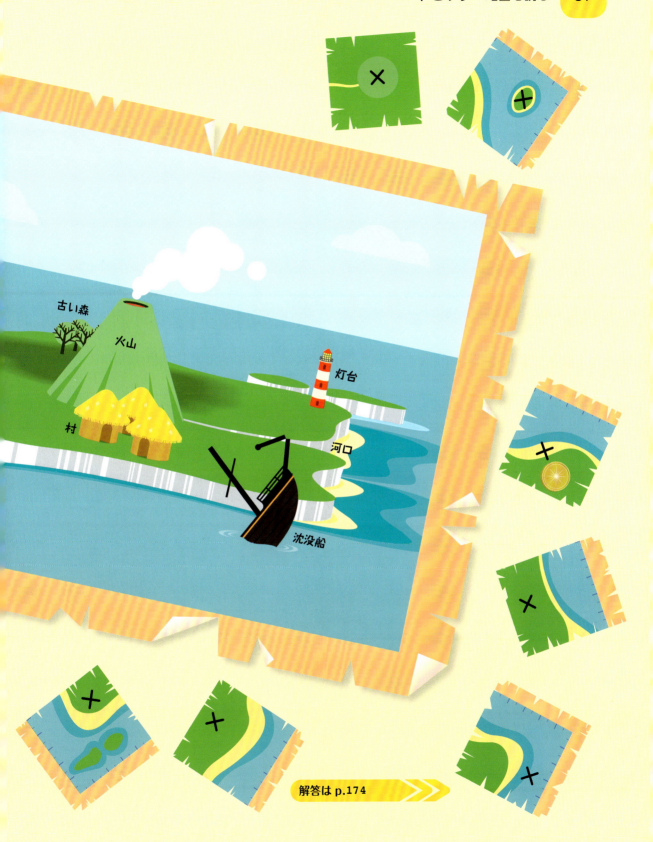

解答は p.174

心的回転パズル

少し難しいパズルやエクササイズをやってみよう。視覚的認識能力だけでなく、物体を正確に立体視する能力と頭の中で回転する能力のテストだ。

16. なぞめいた折り紙

この折り紙を点線で折ったらどんな形に見えるだろう？

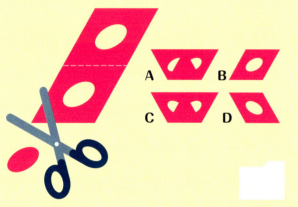

17. 図形の移動

この形を時計回りに90°回転させるとどれになる？

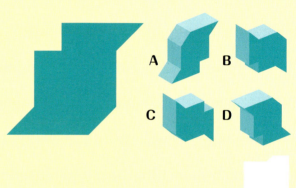

18. モザイクタイル積み

大きいものから積んでできる模様はどれになる？

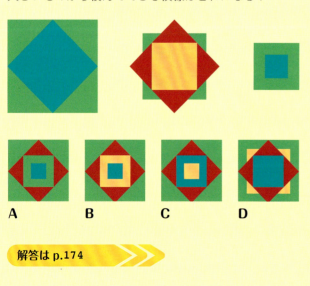

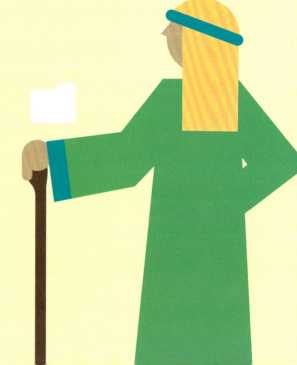

解答は p.174

エクササイズ：心的回転パズル　　59

19. 整形しよう

正方形のパーツを集めた。一つだけ余るものがあるが、どれだかわかる？

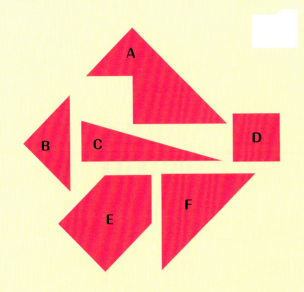

21. いかさま模様

上段のティーカップと模様が同じでないのはどのカップ？

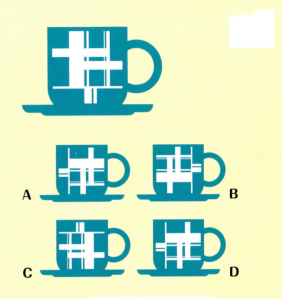

20. きちんとできるかな？

この展開図からできるサイコロはどれ？

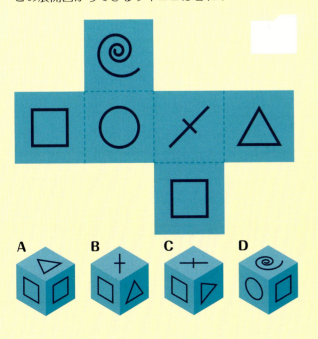

男性と女性

頭の中で物体を立体視するやりかたは男女でわずかに異なっている。空間情報の処理を担う後側頭葉という部分が大脳皮質にあって、サイズは男性のほうが女性よりも大きいことを科学者は発見した。これは女性の空間認識能力が劣るということなのか？
とんでもない。数学や物理学に素晴しく長けた女性は大勢いる。統計的に有意な傾向をわずかでも出そうとして大きな母集団を分析しないかぎり、差は出ない。

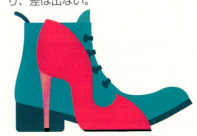

22. 格好の場所
どのパーツなら立方体ができるかな？

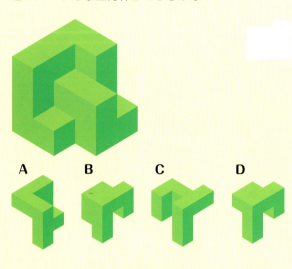

23. すべてがうまく回り出す
時計回りに 90°回転させたらどれになる？

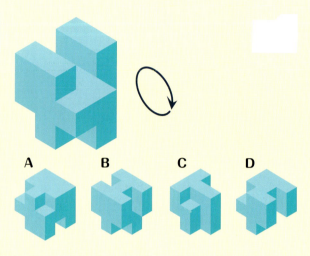

24. 消える面積
同じ部品を組み換えたら穴ができた。
三角形の面積がどう変わったか、説明できる？

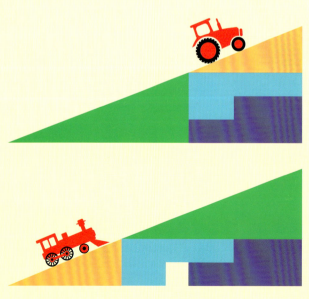

25. 花　車
時計回りに 180°回転させた花の形はどれになる？

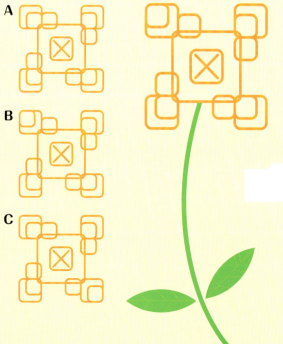

解答は p.175

視覚的思考と想像力

ピンクの象は想像しないでね。といわれても、想像せずにはいられないだろう？ あなたはピンクの象を想像してしまったはずだ。これは簡単な実験だが二つのことを証明している。一つは想像と心の眼は同義語だということ、もう一つは超現実的なものを視覚化する能力に私たちはみな恵まれているということだ。画家や映画制作者のような創造的思考をする人は、目に見える形で構想を生み出す能力をよすがとしている。こういう人は無限の可能性という大海に心のまなざしを向け、昔からある問題に対し新しい解決策を探そうとする。この視覚化能力があるから、既存のアイディアや根深い慣習を超越して意味のある新しいアイディアや方法を創造することが可能になるのだ。問題を解決しものごとを処理し明確に意思を伝えるために視覚的思考をするという行為は、どんな文明においても人類の進歩に不可欠だった。画家でなくても視覚的思考はできる。要は、内なる目をもっとしっかりと意識して自明なものの先を見、斬新なアイディアを楽しむことだ。

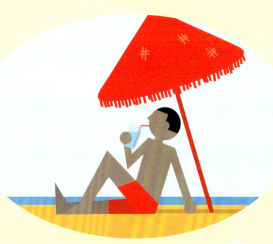

白昼夢を捕まえよう

こんど白昼夢を見ることがあったら細部をメモして決定的瞬間をとらえてみよう。いくつものイメージを書き連ねることになるだろう。あるいは、可能なら枕元にペンと紙を用意しておいて、目が覚めたらすぐに、見た夢について思い出せることを書き留めよう。筋の通らない非現実的なイメージばかりかもしれない。

あなたがしたことは創作プロセスの開始部分にほかならない。それはクリエイティブ業界の人たちがよくする視覚的思考のひとつである。あなたも自身の想像力を最大限に活用できる。創造的思考能力の強化法については4章で説明する。

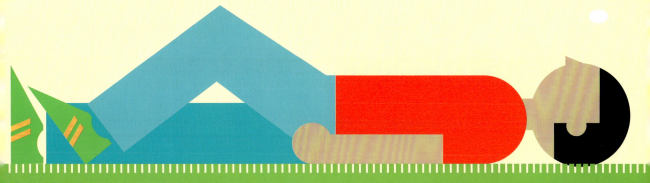

マインドマップ

マインドマップはアイディアや仕事や問題の探索と掘り下げに有効な視覚的ツールだ。心理学の著作家であるトニー・ブザンによって発明されたマインドマップは、中央のキーワードやアイディアから問題のあらゆる要素を書き出し枝分かれさせていく図である。その目的は異質な考えを整理して首尾一貫した、まとまりのある一つのものにすることだ。

マインドマップの効用

マインドマップは問題を放射状の図として曲線的に視覚化しているから、思考を柔軟にする。マインドマップは論理力と想像力を必要とするので、両脳の働きが要求される。さらに、紙1枚で瞬時に全体を把握できる。パターンと完成を求める性向がもともと脳に備わっていることがわかるはずだ。

どのようなもの？

要素は直観的に重要だと思われる順に並べられ、くねくねと枝分かれしながらページの外側に向かって不規則に伸び広がっていく。普通は中央に一つだけ単語やアイディアがあり、それに関連するアイディアが加えられていく。ブレーンストーミングを使うが、アイディアは必ずどこかのグループに分類される。グループを色分けしてもいい。

マインドマップの重要構造は三つある。
- 中央の単語やアイディア：主題
- 主題から全方向に伸びる枝：メインテーマ
- サブテーマ：重要度の低い付随情報の枝や小枝

> **例**
> フィリッパは転職を考えている。ジャーナリストになるためにIT業界を辞めようかと思っているが気持ちが定まらない。正しい選択の一助にしようとマインドマップを描く。核心の問いは「私はジャーナリストになりたいか？」だ。そのあとに重要な問いがいくつかくる。なぜジャーナリストになりたいのか？ どうしたらなれるのか？ ジャーナリストとしてキャリアを積める場所はどこか？ それができる時期はいつか？ 利用すべきものは何か？ 支援者は誰か？ そのキャリアのメリットは何か？

トピック：マインドマップ

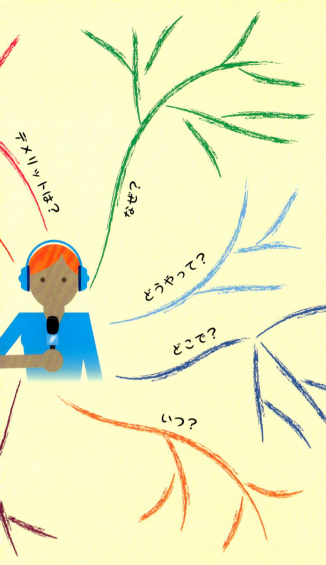

関連づけ：見出しに関連することを考えつくして枝に沿って書き出そう。関連するアイディアをもう考え始めている自分に気づくはずだ。しっくりくるところで分岐させてまたアイディアを出しつくす。新しい枝は別のカラーペンで書きたくなるかもしれない。書き出したアイディアを脳が全部結びつけようとしていることがわかるだろう。

分　析：描いたものを眺めよう。情報が多い枝は？　どこがあやふやか？　この図を使ってじっくり自己省察しよう。それが別のマインドマップをつくるきっかけになることもある。

　どんな行動をとることにしたにせよ、マインドマップの作成プロセスは発想と具体化を助けているはずだ。これをマスターするには**応用**（Application：継続使用）と**適応**（Adaptation：自分のニーズに合わせたツールのカスタマイズ）という二つの段階を通る必要がある。マインドマップを頻用しだすとどんなふうにでも使えることがわかるはずだ。脳がつくり出せる接続の数は無限だからだ。
詳しくは www.buzanworld.com を見るといい。

5A ルール

最初の3Aの順守はマインドマップの基本だ。**受容**（Acceptance）、**関連づけ**（Association）、**分析**（Analysis）の指示に従おう。

受　容：マインドマップを始めるときは、自分の限界は考えないで、客観的に問題を検討しよう。紙の中央に問題や目標を書いて丸で囲み、そこから線を8本出して大見出しをつけよう。

1. なぜ？　2. どうやって？　3. どこで？
4. いつ？　5. 何を？　6. 誰が？
7. メリットは？　8. デメリットは？

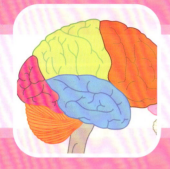
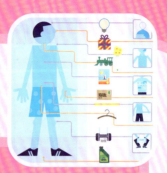
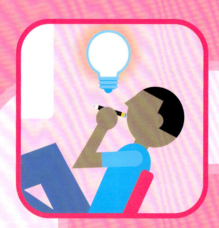
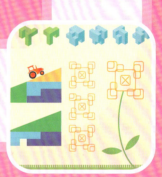
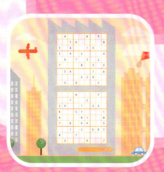
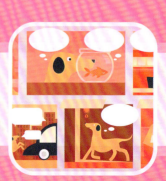

4章
創造的思考力

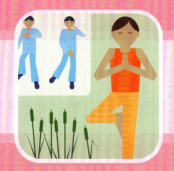
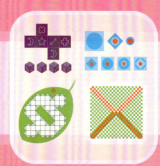

創造力の神秘を解き明かす

創造力といえば何だろう？ 独自の発想、先見の明、創意工夫、イノベーション。もちろん生まれつき創造力を発揮しやすい人もいる（音楽や絵の才能が連綿と受け継がれている家系がたくさんあることからわかる）が、大半は励ましと機会の問題だ。優れた手本は常に良い影響を与える。あなたが何らかの理由で自分には創造力がないと思っているのなら、それは創造力のレベルの問題ではなくて、否定的な思い込みによる気後れや励ましの欠如ではないだろうか。

創造的な天才

この創造的精神はどこからくるのか。激しい雷雨のなか、ヒロイックなポーズで屋根の上に立つイギリスのロマン派詩人シェリーやバイロンのイメージゆえに、ひらめきは突然訪れるものと思われがちだ。でこぼこした物体の体積を求める方法を思いついた瞬間に風呂から飛び出して「わかった！」と叫んだアルキメデスは、それまでにかなり入浴回数を重ねていたはずだ。モーツァルトの名声は幼少期に交響曲を書いたからではない。紛うかたなき天才ぶりを発揮するには修行を積む必要があった。アインシュタインは相対性理論の完成までにいくつ失敗理論を考案しただろう。嬉しいことに、どんな独創的な天才をみても、創造には脳力だけでなく練習と忍耐が大いに必要だった。

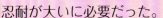
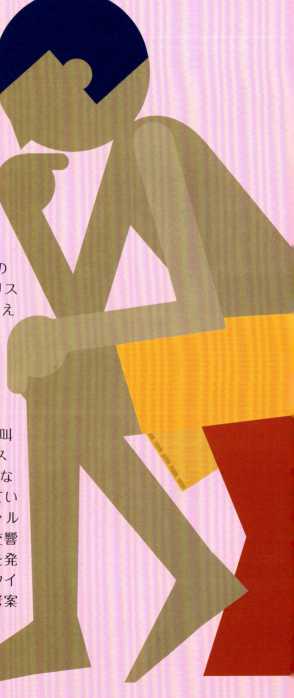

はじめに：創造力の神秘を解き明かす

創造力のギア

創造力は青天の霹靂ではなく、徐々に段階を踏んで「ユーレカ！わかった！」という瞬間に至るプロセスである。社会心理学者のグレアム・ウォラスは、創造的思考ははっきり区別できる四つの段階を通るという創造力モデルを1926年に初めて提唱した。

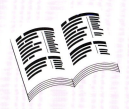

1. 準備（preparation）：リサーチの段階。材料を集めて整理し、創造的な行為の出発点に立つ。

2. あたため（incubation）：問題を一旦棚上げして、直感や感情や無意識を働かせて熟考する。

3. 啓示（illumination）：この瞬間、荒削りかもしれないが、解決策が明らかになる。

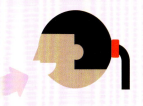

4. 照合（verification）：仕上げの段階。アイディアを証明でき、他人に伝えられる形になる。

右脳＝クリエイティブ？

創造的な天才は生まれつきというのが誤りであるのと同様に、創造的な人はみんな右脳型、分析的で冷静な人は左脳型というのも誤りだ（p.15）。創造的な人は右脳優勢の傾向があることを統計が示していたとしても、そうでない人が創造的になれないということではない。本当は誰にでも創造的になる能力はある。実は最高の創造力が出るのは両脳を使うときである。先のウォラスモデルにあるように、創造力は摩訶不思議な精神状態ではなくて論理と応用思考（おもに左脳によって実行されるプロセス）による一連の活動だ。さらに、創造的思考の活動中は両脳が仕事を平等に分担していることが脳スキャンで解明されている。だから、創作中に何か高次の力にとらえられたという芸術家の話はあるけれど、想像力と分析力が手を携えて働くときに斬新なアイディアが生まれるというのが科学的な見方だ。創造力は全脳型であり、さまざまな知的能力を統合することによってのみ、未開発の創造力を極限まで引き出せる。このあと説明する人気の方法を習得することによってあなたは創造的に思考する能力を開発できる。

音楽はミューズ

創造力の泉を湧き出させる簡単なウォーミングアップをやってみよう。歌詞のない音楽を1曲聴こう。クラシックでもジャズでもダンス音楽でもよい。リラックスしやすくなるスローな曲がいい。その曲が語っているストーリーを脳裏に描いて、曲が終わったら紙に書き出そう。思いきり潤色しよう。形式や構造は気にしなくてもいい。

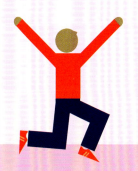

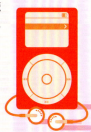

クリエイティブ脳になる

自分が発揮できる創造力をフルに自覚するには、適切な心理状態にいることが不可欠だ。わざわざ言うまでもないことだと思われるかもしれないが、これは長年の科学研究のテーマになっている。数年前にオーストラリアの神経科学者らが、自覚されていない創造力のスイッチを入れる磁気刺激法を発見したと主張した。誰にでもけたはずれの創造力があるが、埋もれている創造力をどう引き出すかが問題で、一心不乱に集中していなければならないということだ。

フォーカスする

集中力は創造力を大いに決定づける。絵画に見とれて別の時空に入り込んでしまった経験はない？ ページを次々とめくりながらすごい小説を読み耽ったときのあなたは、話に入り込むにつれて心の眼でありとあらゆる顔や場所を想像し、禅をやっているときのような状態になっていった。物語に刺激されたのは確かだが、あなたがつくり出したイメージはあなただけのもので、なにもかもあなたの創造力の産物だ。同じ小説を読んでもイメージの細部は人によって違う。だから小説が映画化されると

とっておきのヒント

- 前ページのウォーミングアップで音楽が素晴しい刺激であることがわかったはずだ。ケーススタディによると、クラシックは論理的思考を助け、ロックはエネルギーを高揚させ、ダンス音楽は反復するリズムが短時間に強烈な刺激として作用して文芸創作に効く。これは一般論なので、自分にとって最も有効な音楽は自分で探す必要がある。

- 自分を肖像画に見立てて、なりきってみよう。意識を集中して肖像の人物になりきろう。5分間その人の立場で考えよう。何を見て、どのように感じて、どこに向かっているのか、できるだけたくさん質問を考えて答えを書こう。

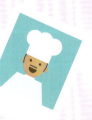

トピック：クリエイティブ脳になる

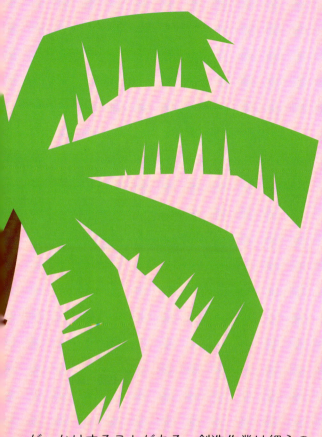

がっかりすることがある。創造作業は細心の注意を必要とする。作業に集中できるように、気が散るものは一切排除することだ。そうすることで頭の中にスペースができ、創造的精神が解き放たれて、遊び心を効かせて創造的になれる。

- 戸外か窓際で5分間雲を眺めてどんなイメージが湧いてくるかを確かめよう。出てきたイメージを使って短い話を書こう。
- 天気に恵まれて星の見える夜があったら、自分の星座をつくってみよう。自分の想像力にびっくりするはずだ。

集　中！

気が散りやすい人が集中状態に入るには、集中力エクササイズが効くかもしれない。次回、創造的なことを始めようとするときにこのウォーミングアップをやってみよう。

静かで快適な場所を探す。目を閉じて、まず呼吸に意識を集中する。他のことは考えない。ゆっくりでいい。

リラックスできたら、今まで行ったことがあるなかで最も美しい場所を思い浮かべよう。それは休暇を過ごした場所かもしれない。陽光が降り注ぐビーチ、宮殿のような建物の絢爛たる室内装飾、子どもの頃行ったログハウス。五感を駆使して理想の場所を想像しよう。何が見え、どんな匂いがし、何に触れられるか。指間に挟まった砂の感触、明るく眩い色、緑の自然の匂いを感じ取れる？　必要なだけ時間をとってその場所を思い描き、細部までじっくりと味わいつくそう。辺りを歩き回っているところを想像し、この心象風景に付け加える新要素を探し続け、新発見をすることに夢中になろう。それが砂の中の石なら、拾い上げてひっくり返しているところを想像し、石の模様を眺めつくそう。

その絵に浸りきってしまえば、あなたはすっかり集中しているはずだ。あなたには創造力がみなぎり、心の眼は別の時空に入り込んでいる。その場所は現実に基づいているが、自分が細部の創造の一端を担ってたことがわかるだろう。なぜなら、記憶は選り好みをするし（p.30）、あなたは自分の創造力をよすがとして空隙を埋めたのだから。これを創造と言わずして何と言おう。

→ 創造力におやつを

創造力を刺激する選りすぐりのエクササイズを集めた。一人用とグループ用のエクササイズがあるが、どれもとても面白くてやりがいがある。

1. 秘密の話

部屋の中を見回して、壁の絵や凝った花瓶など、ファンタジー小説の中心要素になりそうな面白そうなものを探そう。それに秘密が隠されているという設定で、秘密をいくつか書き、怪盗に盗まれないようにする方法を決める。

することはそれだけ。自分でなぞめいた状況をつくり出すことであなたは創造的な心理状態に入ったはずだ。C. S. ルイスはナルニア国物語をどう着想したのだろう？ もしかしたら衣装箪笥を眺めていたのではないかな？

2. あっといわせる直喩

創造的な作家は直喩で二つのものをなぞらえて新たな意味をつくり出す。視覚に訴えて文章に興趣を添えていることが多い。直喩はなぞらえる二つのものを「〜のように」とか「〜みたいな」という言葉でつなぐ。「泥棒は電光石火のごとく逃げた」とか「赤ん坊はフジツボのように母親にしがみついていた」などがそうだ。

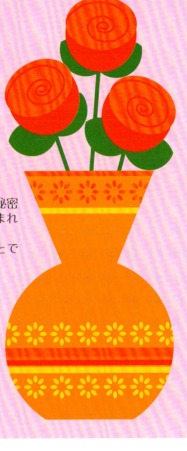
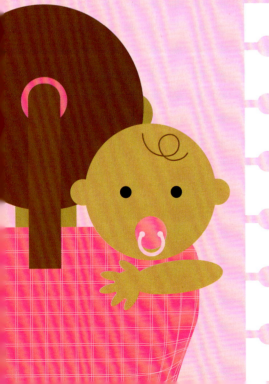

直喩を使って文章を完成させよう。月並な表現は使わないようにしよう。必要なら別の紙に書いてもかまわない。

- ペニーの笑顔は………………のようにかわいい。
- ジョニーは大男だ。体格は…………みたいだ。
- その鳥は……………のように美しかった。
- 泥棒は音を立てなかった。その動きは……………のようだった。
- 海は…………のように静かだった。
- 私はケーキが好きだ。……のように濃厚で甘い。
- 地震が来たとき、…………のように地面が揺れた。
- 彼女はピアノがうまい。…………のような速さで指が鍵盤の上を動き回る。

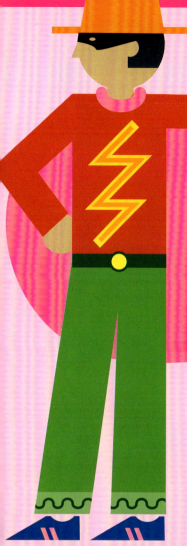

3. キャラクター想像ごっこ

このゲームは四人でする。まず各自に紙を配ろう。

人物名を一つ決め、めいめいにその人物の絵を描く。これが創造的に全員団結する唯一の刺激だ。めいめいが頭を描いたら紙を折り畳んで別の人に渡し、次に体を描いたらまた折り畳んで別の人に渡す。脚も同じようにする。全員が描き終えたら紙を開こう。まったく別人が四人現れるはずだ。でもみんな、同じ名前から生まれた人物である。

4. キャリア想像ごっこ

このゲームは二人以上のグループでする。有名なことをいくつか紙に書こう。セレブの名前、名所、有名な歴史的事件などがある。書き終わったらぜんぶ帽子の中に入れよう。順に1分間自己紹介をやり、30秒たったら帽子のなかから無作為に紙を1枚選んで、後半30秒の話に組み込む。

情熱と目的

ゲームをあまり楽しめなかった人、最近めいっぱい想像に耽ったのはいつだった？ 創造的に考えることに不慣れな人は大事な知的能力をうっちゃっていることになる。イギリスのケネス・ロビンソン卿は、私たちは創造力という資源をきちんと使っていないと熱心に唱えている。創造力を刺激することで情熱を掻き立て、生きる目的を取り戻せるという主張には説得力がある。創造力は人間の本質と進歩に不可欠な要素なのに、創造性を顧みないというリスクを私たちはわざわざ冒しているというのだ。だから、最近何だかワンパターンだなあ、一日中時計とにらめっこで仕事があまり面白くないなあと感じているのなら、創造力が休眠状態になっていて脳が何か変化を渇望しているのかもしれない。そろそろ創造的なことを見つけて情熱の息を吹き返し、生活に目的を取り戻す頃合いではないか？

➜ 創造力エクササイズ

創造的思考クイズを用意した。ここでの目的は、「正しい答」を見つけることではない。決定的な答えがないものもある。そういう場合は、十分答えになっていると思う答えを探そう。別の紙に答えを書いてもかまわない。

5. 汗馬の労

牧場の中央に男がいて、四隅に1頭ずつ4頭の馬がいる。馬の色は鹿毛、栗毛、白、黒である。馬をつないで逃げ出さないようにしたい。馬が四隅にいるかぎり男は畑の中央にいなければならないとすると、3回の投げ縄で馬を逃がさないようにするにはどうすればよいか？
　すぐに答えを思いついた人は別の答えを考えよう。答えは少なくとも三つある。

6. 窓を広げる

高さや幅を変えずに正方形の窓の大きさを倍にするにはどうすればよいか？できるだけたくさんの方法を考えよう。

7. 釣果は十分

父親二人と息子二人が釣りに出かけた。一日終わって釣れたのはたった3匹。父親の一人が「全員に1匹ずつあるから十分だね」と言った。これはどういうことだろう？

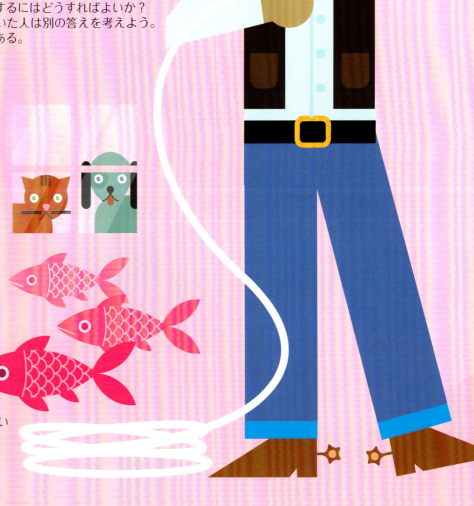

エクササイズ：創造力エクササイズ

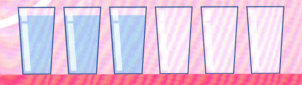

8. グラス問題

グラスが六つあり、三つだけ水が入っている。グラスを一度に一つ動かして、水の入ったグラスと入っていないグラスを交互に並べるにはどうすればよいか？ 最低何回動かす必要があるだろう？

11. みんなで渡れば

17分後にコンサートを控えたロックバンドがいる。全員、橋を渡って会場に向かう。今四人は橋のたもとにいる。あなたは案内役である。今は夜で、懐中電灯が1本ある。橋を渡れるのは一度に二人までで、懐中電灯は手渡しで往復させなければならず、投げてもいけない。

バンドメンバーの歩くペースはみんな違う。二人で歩くときには遅いほうに合わせる必要がある。渡り終えるのにかかる時間は、**歌手**は1分、**ギタリスト**は2分、**キーボード奏者**は5分、**ドラマー**は10分だ。だから、歌手とドラマーが組むと渡るのに10分かかる。ドラマーが懐中電灯を持って戻ってくると20分かかるので、コンサートに間に合わない。

9. 年上の双子

ケリーが誕生日を祝った2日後に、双子の兄のテリーが誕生日を祝った。どうして？

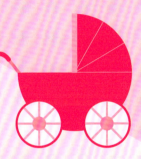

10. 森のスイマー

森の奥で、シュノーケルとゴーグルをつけた水泳パンツ姿の男の死体が見つかった。一番近い湖までは12 kmあり、海までは160 kmある。死因はいったい何だったのだろう？

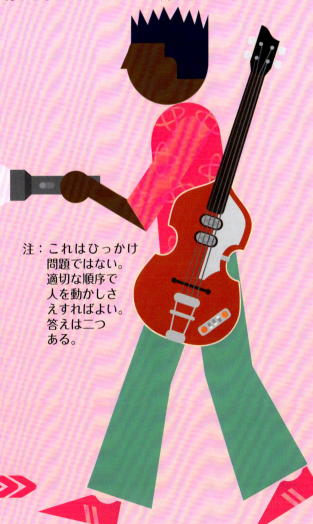

注：これはひっかけ問題ではない。適切な順序で人を動かしさえすればよい。答えは二つある。

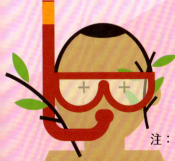

注：この問題は事実に基づいているといわれている。

解答は p.175

→ 創造プロセスの乗り切り方

創造モードに入る一方、誕生日カードづくりやコラージュや文芸作の執筆といった創造作業の最中は何が起こるだろう？ 創造力の湧出はとまらず、クリエイティブ脳に切り換えた瞬間、楽々こなせるプロセスなのか？ もちろん違う。とくに、創造的たらんともがいている間は苦しい。創造力の産物は、悶々として戦い抜いた先に現れる。脳が周辺世界を理解するよすがとしてきた型にはまった既存のやりかた、慣習、考え方との戦いだ。

そもそも最初の発想に落ち着くのではなく、複数の答えを探しているのだ。生来の性向に抗うのはもどかしいこともあるが、あえてお茶目で詮索好きで柔軟で融通の利く人になる必要がある。創造プロセスは穏やかな船旅ではない。ジェットコースターのように山あり谷ありだ。このプロセスを乗り切る極意を確かめよう。

1：創造力には波がある

アイディアの種はあっても開花の準備ができていないこともある。クリエイティブ脳が休眠中らしい時期があることを受けいれよう。その作業に没頭し続けると、突然アイディアが開花したり、意外な方向に伸びて果実を収穫するごほうびにありつけたりすることもあるはずだ。

2：怖れを受けいれよう

創造力は当然ながら未踏査の土地の探検を求めてくるので、曲がる場所を間違えたり袋小路に入り込んだりする運命にある。そのたびに、あのおなじみの失敗を怖れる気持ちに襲われるはずだが、その感覚は遂行のエネルギーなのだと解釈して前に進み続けよう。

3：場所を変えよう

創造作業をずっと机で続けていると、感覚がその場に固定される。そうすると創造力が抑えられてしまうのでときどき場所を変えよう。別の部屋で仕事をしたり静かなカフェに行ったりしよう。いすの向きを変えるだけで新たな視点が得られることもある。

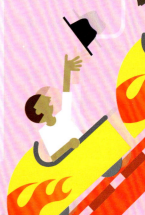

4：内なる子どもと再会しよう

そうすると大人の分別から解放されて、一見「ばかげた」ことを選択肢として考えられるようになる。この心理状態になるために、創造作業を始める前に子どものような行動を楽しんでみよう。

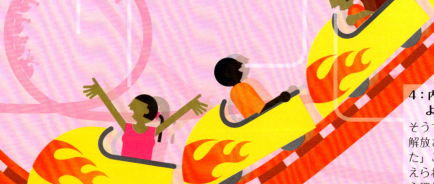

トピック：創造プロセスの乗り切り方

5：完璧であろうとしない！
完璧は究極の目標であって、ハードルが視線のかなた上にある状態だ。到達できないものをめざすとそもそも創造作業は始められなくなる。

6：常にゴールを思い描こう
達成したいもののイメージを常にもっておくことは、創造力の沈滞を感じても自らを奮い立たせて前進するのに有効な方法だ。視覚化テクニックは成功願望の再確認に使える。最高のクリエイターは、何はさておき夢想家であることを覚えておこう。

7：書き出そう
クリエイティブ脳は解決策を突然思いつく傾向がある。メモ帳とペンを携帯して、突然浮かんだ名案をメモしておこう。たわいのない案でも、新発見のもとになるかもしれないからメモしよう。このメモ帳はすくい網である。アイディアがいかにたちまちのうちに頭の中から抜け落ちていってしまうかに驚かされるはずだ。

創造の旅
創造的思考は混沌としたものだ。最終的には実行可能な解決策を発見するはずだが、その進行過程は騒然たるものになる。これは心理学者がいう「連合弛緩思考」で、直線性を捨てて「飛躍的」なものをめざす思考形態である。心理学者によると、人の脳が新しいアイディアを思いつけるには不安定感が必要だそうだ。安楽状態は連合思考を窒息させ、行き着く答えは往々にして古臭いものになるという。創造的なアイディアを生み出すには、不安定感を利用し、乗りこなし、大切にすることのどれもが不可欠だ。

8：画廊や美術館を訪ねよう
壁にぶつかったら、考えていることから少し離れる必要がたぶんある。画廊や美術館などの「創造的な場所」は疲れた脳を蘇らせる素晴しい刺激になる。芸術家の創造的な世界観と接点をもてる「遊び場」にいくと、創造力に課していた抑制を外しやすくなる。

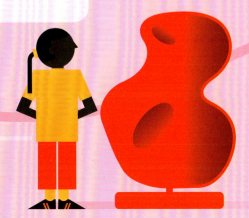

落書きアート

ペンや鉛筆を初めて手にしていきなり詩を書いたり名画を描いたりした人はいないはずだ。初めは意味不明のなぐり書きだろう。でも親や先生に励まされ、落書きを続けて練習を積むうちに、くねくねした線ができ、形になり、家やお母さんやお父さんや飼い犬になる。

　落書きは幼児の創造力発揮法のひとつだ。思考・感情・経験の整理にも役立つので、落書きに年齢制限はないはずだ。他の創造の試みと同じように、落書きは言葉にならないものの表現手段になり、創造力に行き詰まりを感じたとき、答えを出してくれさえする。

　想像力を働かせ、ここにあるでたらめななぐり書きに加筆しよう。細部や背景を描いて肉付けしよう。何も思いつかなければ、具体的な形をとるまでとにかく筆を動かそう。

たとえばこんな
感じだ。

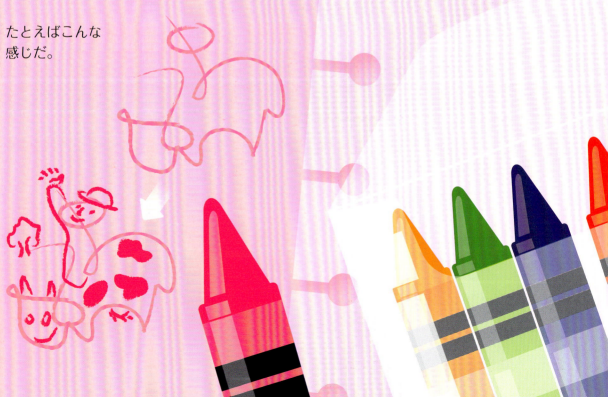

トピック：落書きアート　77

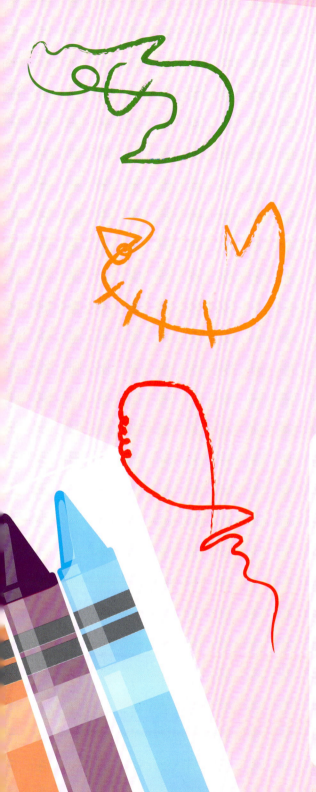

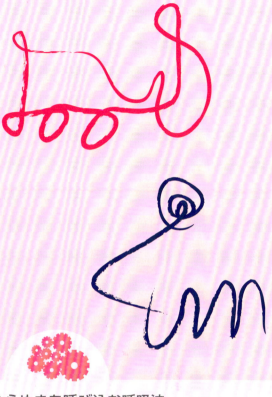

ひらめきを呼び込む呼吸法

想像力がすり減って機能が停止してしまった？ 挫折してしまう前に、深く腰掛けて背もたれに身体を預け、何回か深呼吸しよう。深呼吸は負の電荷をもつ酸素イオンを増やして想像力を蘇らせることをご存じだろうか？ 負に帯電した酸素イオンが脳の隅々まで行き渡り、ニューロンをリフレッシュする。こうした負のイオンは創造的思考にかかわっている振幅の大きいアルファ波の発生を促すので、想像力を不意打ち刺激することになる。だから、こんど想像力が枯渇してしまったと感じたら、2分間深呼吸をしよう。5秒ずつ吸って吐くサイクルを12回以上繰り返そう。

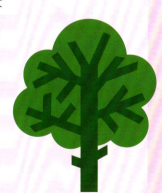

→ はみだし思考

あなたは水平思考という言葉を聞いたことがあるかもしれない。これは型にはまらない思考方法のことだ。この言葉をつくった心理学者エドワード・デ・ボノは、創造的思考中ですら論理は使いすぎで直線経路に偏りがちなので、脇に逸れられる開けた場所を見過してしまうという。つまり、「論理」は非生産的になる。箱の中に自分を閉じ込めてしまい、いうなればちっとも創造的でない月並な問題解決策しか思いつかないからだ。

水平思考は自明でない推論をたよりに、論理頼みでは生まれにくい発想を促す。水平思考は思考の着想部分を問題にする。つまり、問題への接近経路を接続し直すのだ。デ・ボノいわく「同じ穴をいくら掘り下げていっても別の穴は掘れない」。考えてもみよう。一方向にいくら懸命に取り組んだところで、それが誤った方向なら何の進展も望めない。それどころか、貴重な創造力の浪費にすぎず、大発見のチャンスを逃す恐れもある。水平思考はできるだけ多く穴を掘れ、という。新しい穴を掘るたびに新たな可能性を発見する。うまくいくこともあれば、いかないこともある。うまくいけばしめたもの！だめなら別の穴を掘って探索を続けよう。

3ステップで水平思考

1. 問題の創造的な見方を邪魔する支配的な観念を探す。
2. 同じ問題を別の角度から見る。どこからでも成り行き任せでかまわない。
3. 創造的な発想を自沈させるような疑念や予測や先入観には待ったをかける。

水平思考

正方形の中の9点を最高4本の線で一筆書きする方法は何通りあるか？

たとえばいくつか例を示すと…

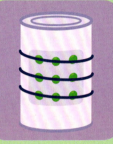

6. それはちょっと強引だとしても、紙を筒に巻きつければ同じことができる。

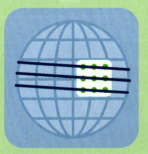

5. 紙を地面に置けば、地球を3周するものすごく長い線で結べる。

トピック：はみだし思考 79

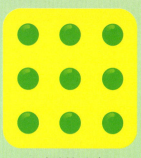
9点連結パズル

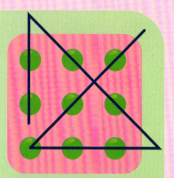
1. 標準的な解答：線を正方形の外まで延ばして結ぶ。

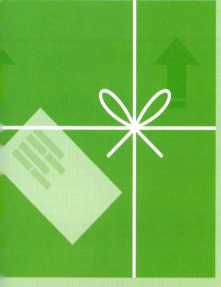
2. 太いペンなら3本で結べる。

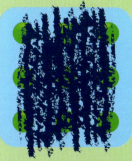
3. 3本で止める理由はない。極太ペンなら1本で足りるのでは？

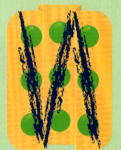
4. 細いペンでも紙を折って点を近づければ3本で結べる。

とっておきのヒント

- **前提を疑う。** 既成概念に頼らずに、実行ずみのことや周知のことをすべて疑う。
- **的を探り当てる。** ものや辞書の単語を無作為に選んで、そこから生まれてくる発想を確認する。
- **発想を刈り取る。** できるだけたくさん新しいアイディアを出したら、いいものを選ぶ収穫プロセスに入る。
- **代案を考える。** アイディアが50個出たら分析を始めるというように、十分に時間をかけて新しいアイディアを出す。
- **そそのかす。** 既成の発想はそこで終わらせず、それを新たな発想ルートにして、意識して突飛な別案を出す。
- **コンセプトをつくる。** 飛び出したたくさんの発想を眺めてみて、分類と概念化ができるかどうか調べる。
- **判定はおあずけにする。** 新しい発想が当初どんなに奇妙に思えても、性急に判定を下さない。

クレイジーになろう！

水平思考中は、平凡な発想も奇抜な発想もどんどん出そう。その情報自体がもっている価値のためではなくて、波及効果を狙って情報を活用するからだ。どの発想も別の発想への足掛かりである。アイディア間を飛び回ってあちこち奇妙な方向に首を突っ込むことになるが、ある段階で斬新な解決策に到達するだろう。

→ マッチ棒パズル

水平思考能力を鍛えるにはマッチ棒パズルが最適だ。こういう面白いパズルで暇をつぶせるなら、ゲームに大金を出さなくてもいい。解き方はさまざまなので、はみだし思考と無限の可能性を楽しもう。いろいろな思考スタイルを鍛えられる。マッチか爪楊枝を一箱用意しよう。

12. 3マス目

マッチ棒を4本動かして、正方形を3個にしよう。

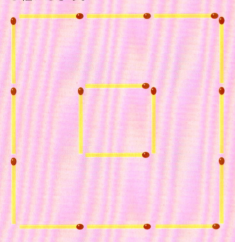

13. 二つで一つのおまけつき

マッチ棒を3本動かして、正方形を2個にしよう。

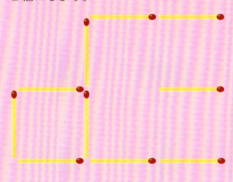

15. 魚がすいすい

マッチ棒を2本動かして、泳ぐ方向を変えよう。重ねてはいけない。

14. 余りが一つ

マッチ棒を2本動かして、正方形を4個にしよう。重なりのない閉じた正方形にすること。

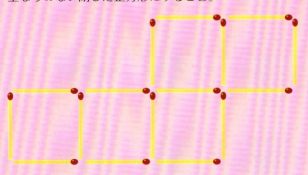

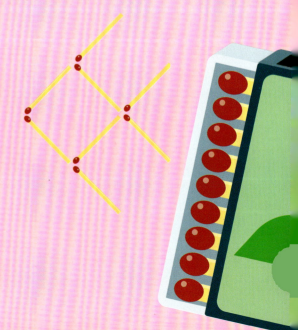

16. 五つをめざせ

マッチ棒を6本動かして、正方形を5個にしよう。

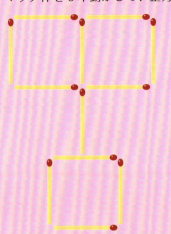

18. 三つが三つとも

マッチ棒を3本動かして、正方形を3個にしよう。

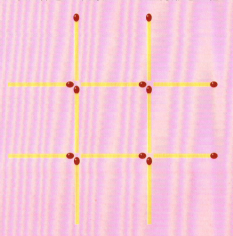

17. むらなく平等に

マッチ棒を3本動かして、正方形を4個にしよう。
重なりのない閉じた正方形にすること。

19. 一網打尽

マッチ棒を9本取って、正方形を全部消そう。

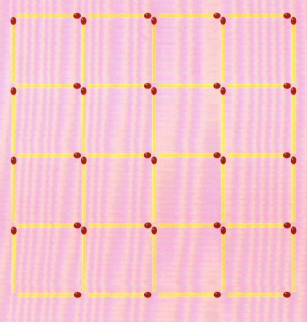

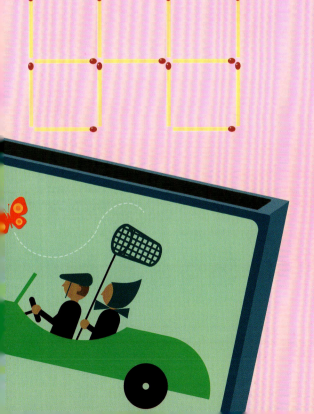

解答は p.176

20. 等分割

マッチ棒を4本使って、大きな正方形を二等分しよう。折ったり重ねたりしてはいけない。

21. 求む、エキストラ

マッチ棒を3本動かして、正三角形を4個にしよう。重ねてはいけない。

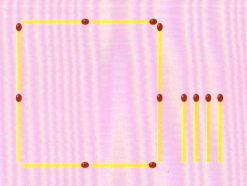
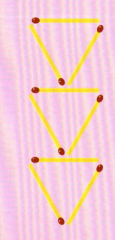

22. 車輪を分解

マッチ棒を4本動かして、正三角形を3個にしよう。

23. 図形を増やせ

マッチ棒を3本動かして、正方形と菱形に正三角形を1個追加しよう。

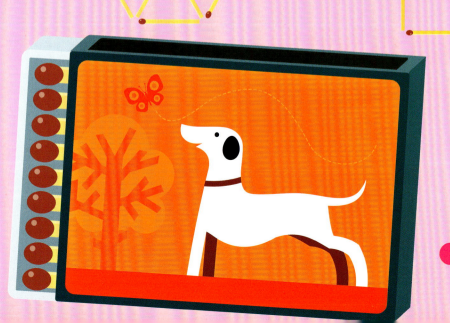

解答は p.176〜177

24. グラスの氷

マッチ棒を2本動かして、グラスを動かし、氷を外に出そう。

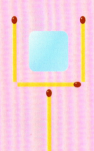

25. 倍にしよう

マッチ棒を1本だけ動かして、三角形を4個にしよう。

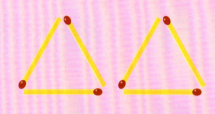

26. わかりにくい性格

マッチ棒を1本だけ動かして、正方形を1個つくろう。

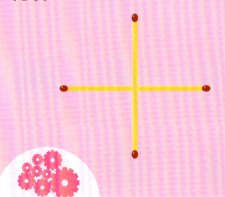

27. 二人の親友

マッチ棒を2本どかして、正方形を2個にしよう。

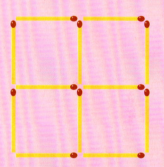

一晩寝かせる

してやられた！ というパズルは一晩寝かせるべきだったのかもしれない。難しそうな問題と格闘した末に、眠り込んで翌朝目が覚めたら答えがすっかりわかってしまった経験をしたことはないだろうか？ 問題を一晩寝かせて魔法のように解いてしまう能力は、実は誰にでもある特性だ。

これは一体どういうことなのだろう？ 創造には静かに考える時間も必要だが、しばらく意識を眠らせておいて考えを熟成させてから答えを出させることも脳には重要であるようだ。そうすることで脳が既成概念の制約から解放されるのだろう。睡眠の専門家もこの無意識の探索がいつ起こるのか正確にわかっているわけではないのだが、どうやら急速眼球運動が生じるレム睡眠中に起こるらしい。レム睡眠は夢や記憶の保持や学習にもかかわっている（p.42）。

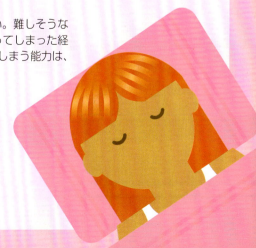

→ 独創的な解答

大学で物理学の先生が学生の試験答案に零点をつけようとしていた。学生は満点をもらえるはずだと言って、自分の答案の正当性を認めようとしないシステムを非難した。結局、二人は中立的な調停者に答案を見せることにした。

試験問題は「晴雨計を使って建物の高さを測定できる方法を示せ」だった。

学生は「晴雨計を屋上に持っていき、長いロープをくくりつけ、地上に降ろす。次に、晴雨計を回収し、ロープと晴雨計の長さをはかる。二つの長さを足せば建物の高さがわかる」と答えていた。

二度目の挑戦

調停に入った先生は、学生の解答は正しいが、解答中に物理学の知識がまったく示されていないので試験点はもらえないと言って追試を奨めた。

学生は同じ問題に解答する時間を6分間もらい、こんどの解答では何らかの物理学の知識を示すようにという注意を受けた。5分たったとき学生は、今、いろいろな答えの中からいちばんいいものを選んでいるところです、と言って解答を一気に書き上げた。

「晴雨計を屋上に持っていき、屋上から下に落としてストップウォッチで落下時間をはかる。方程式 $S=(1/2)at^2$ を使って建物の高さを求める」。

学生が物理学の知識を示したので、調停の先生はいい点をつけることにした。

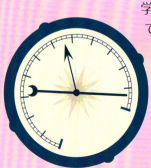
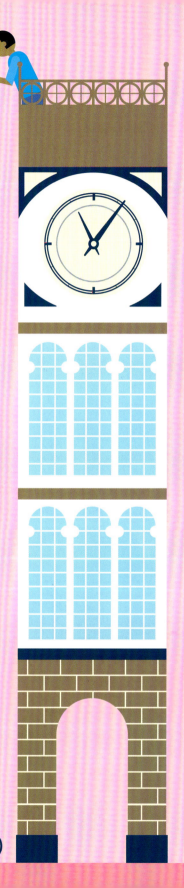

別の解答

調停の先生は、答えはいろいろあると学生が言っていたのを思い出して、どんな答えだったのかと学生に尋ねた。学生はこう答えた。

1. 天気の良い日に晴雨計を屋外に出し、晴雨計と晴雨計の影と建物の影の長さをはかり、簡単な比例計算で建物の高さを求める。
2. 晴雨計を持って階段を昇る。昇りながら壁に晴雨計で印をつけていって、ついた印の数が晴雨計何個分かを調べて建物の高さを求める。
3. 晴雨計をひもの端に結びつけて揺らし、「磁気回転効果」の値を調べる。この値から建物の高さを計算できる。
4. 地下にいる建物の所有者のところに晴雨計を持っていって、建物の高さを教えてくれたら晴雨計をプレゼントすると提案する（この答えは物理学の知識の証明にはならないが、晴雨計を使ってはいる）。

学生は、調停の先生が最後の答えにあまり感心していないのを見ると、模範解答もわかっていることをしぶしぶ認めた。

5. 建物の屋上と地面の気圧をはかり、高度が上がるにつれて気圧が下がることを示すしかるべき方程式に代入する。

その一方で学生は調停の先生にこう言った。「大学の先生たちが考え方を教え込もうとするのに辟易してたんです。だから、反抗することにしたんです」

解答は p.177

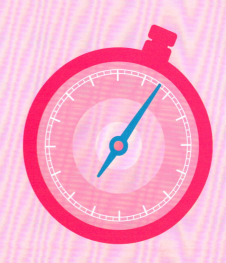

28. 極地探検家

試験問題に正解する方法はたくさんあるということがわかったところで、次の問い移ろう。

有名な極地探検家スコット・アムンゼン・ピアリは、極地でいつもの道を探検車で北に向かって 1 km 進むと、方向転換しなくても南に 1 km 進むことができたと言っている。どうして？

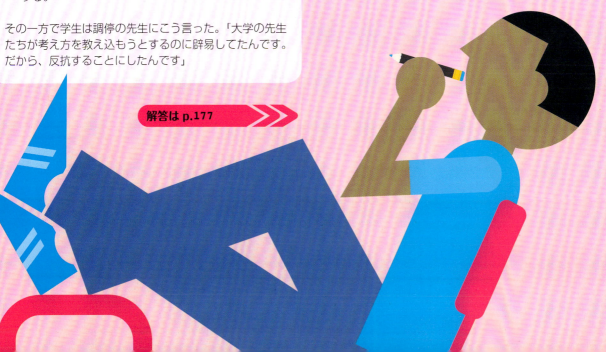

創造力ワークアウト

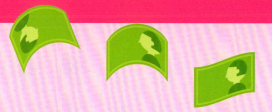

ここにあるクイズには明確な答えがあるが、可能性は劣るにしても他の説明ができないわけではない。これは巻末の解答を読めばわかる。それどころか、とんでもない方向に想像が向かうかもしれない。そのときは想像に伴走しよう！ どこまで自分の想像力につきあえるかを確かめよう。解答より面白い答えがあるかもしれないし、つまらない解答例だなぁと思えたらしめたものだ。

29．ありがたがる息子
男が息子を家から追い出した。
息子は男に感謝した。
どうしてだろう？

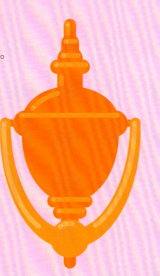
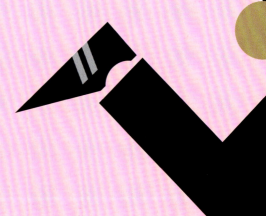

30．命とりの甲羅
古代ギリシアの劇作家アイスキュロスは亀に殺された。どんなふうにだろう？

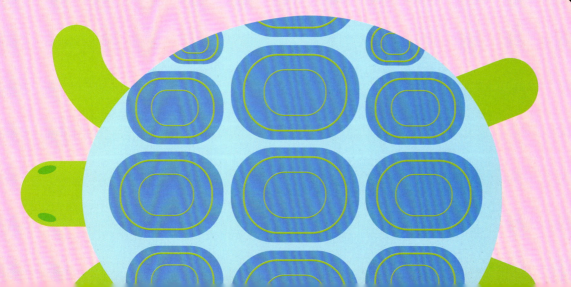

エクササイズ：創造力ワークアウト　87

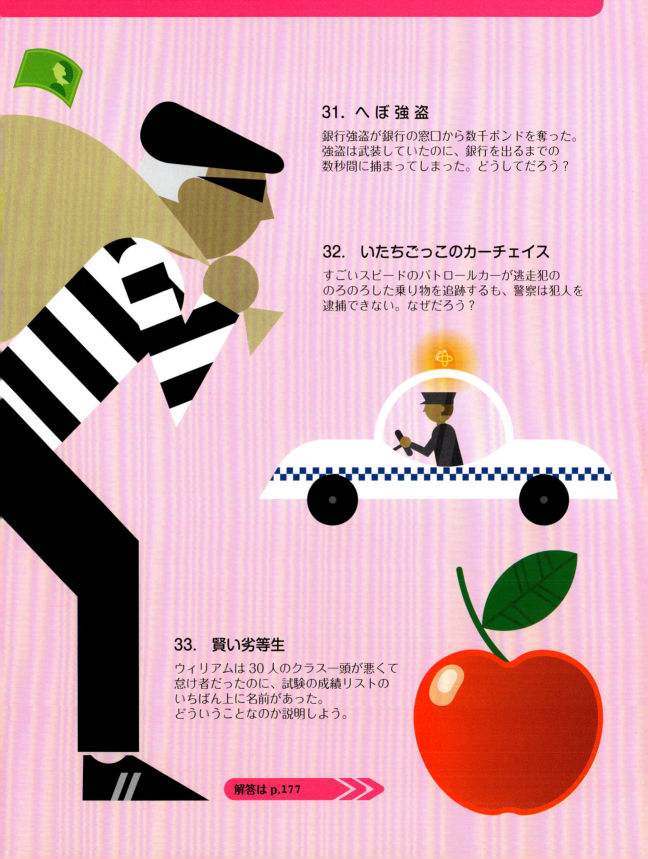

31. へぼ強盗
銀行強盗が銀行の窓口から数千ポンドを奪った。強盗は武装していたのに、銀行を出るまでの数秒間に捕まってしまった。どうしてだろう？

32. いたちごっこのカーチェイス
すごいスピードのパトロールカーが逃走犯ののろのろした乗り物を追跡するも、警察は犯人を逮捕できない。なぜだろう？

33. 賢い劣等生
ウィリアムは30人のクラス一頭が悪くて怠け者だったのに、試験の成績リストのいちばん上に名前があった。どういうことなのか説明しよう。

解答は p.177

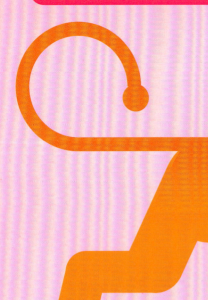

34. とどめの閃光

閃光がひらめいて男が死ぬ。死因は殺人でも落雷でも心臓発作などの病気でもない。自殺でもない。どんな説明ができそうだろう？

35. 手ぬるい国境

普通のアメリカ人がパスポートなしで30か国以上を訪問する。どこでも歓迎されて自分の意志で出国する。どうしたらそんなことができるのだろうか？

36. 奇妙な回り道

男はビルの10階に住んでいて、毎日エレベーターを使って仕事や買い物に行く。帰りは7階までエレベーターに乗り、10階まで歩いて部屋に戻る。男は歩くのが嫌いなのに、なぜそんなことをするのだろう？

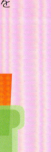

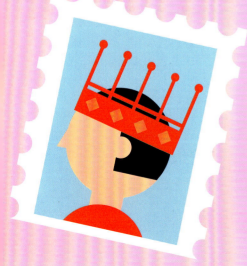

37. 瓶詰めコイン

からのワイン瓶の中に小さなコインを入れ、コルク栓を取り替える。栓を抜いたり瓶を割ったりせずにコインを瓶から取り出すにはどうすればよいか？

38. 生き別れ？

ある女性には同年同日同時刻に生まれた息子が二人いる。二人は双子ではない。どうしたらそんなことがありうるだろう？

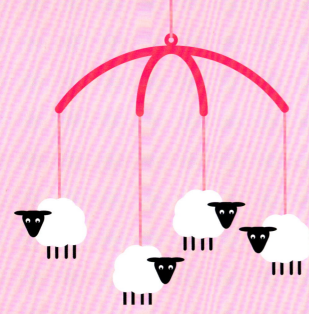

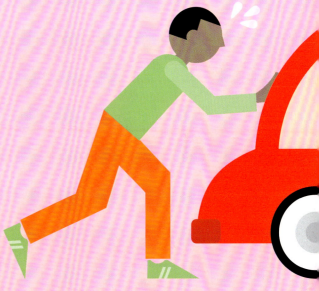

39. 車を押す人

男は車を押していた。男はあるホテルの前で止まり、そこで自分が破産していることを知った。なぜか？

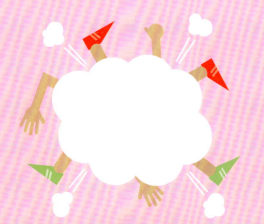

40. 新聞紙は調停使

トムと妹が喧嘩をしていた。母親は、二人を同じ新聞の紙片の上に立たせ、お互いの身体に触ることができないようにした。どうやったのだろう？

41. 柱の傷

ジョンは6歳のときに大好きな木に釘を打って背丈の印をつけ、10年たった16歳のときに釘の高さを確かめにきた。木が1年に5cm伸びたとすると、釘の高さはどうなっているだろう？

解答は p.177

→ 錯　　視

錯視は、創造力の働き方を明確にわからせてくれる。目は情報の理解ではなく収集だけをやり、目から脳に情報が伝わると分析・関連づけ・条件づけの無数のプロセスが始まるということを錯視は示している。そこに創造力の動力源がある。映像の意味解釈は脳が携わる最も創造的な活動のひとつだ。要するに脳は頭の中のキャンバスに世界を再現する。この創造的プロセスでは目は端役でしかない。目は素材を脳に届けるだけである。

だからこそ錯視や錯覚の研究は有益だ。錯視や錯覚は知覚の限界を指摘する一方、創造的な意識をもてばかなう魔法も見せてくれる。たくさんの見かけの現実を疑えという錯視もあれば、立体視画像のように、一見でたらめな要素の解釈を求めてくるものもある。

錯視は視覚的で、右脳を使い、起きていることだけを処理する試みとは別の見方を強いるので、とてもいい創造的刺激剤になることがある。

42.　カフェの壁
左下の図の壁の水平線は平行線？先細りになっている？

43.　大 輪 の 花
左右二つの花の芯はどちらが大きいだろう？

44.　フュージョンアニマル
どんな動物がいる？

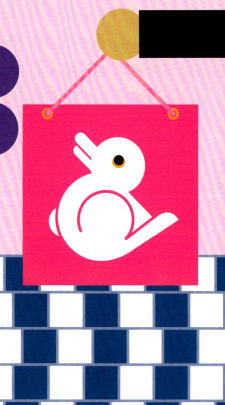

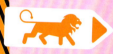

トピック：錯視

45. 格子点？
線が交わっているところに点があるよね？ 実際に描かれているのかな？

46. ネクタイを覗くと…
絵を注視しよう。
模様が動くのがわかるかな？

47. 2本のマスト
道標の支柱の先は平行かな？
広がっているかな？

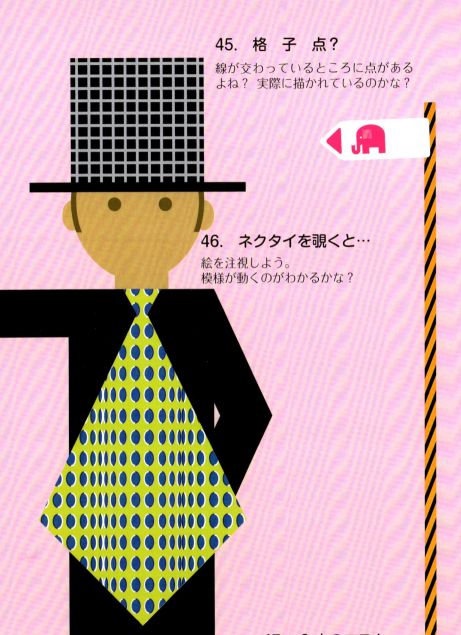

解答は p.177〜178

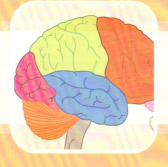
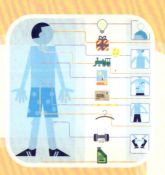
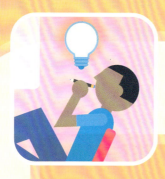
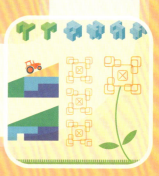
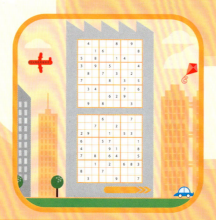
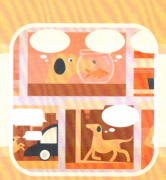

第5章
数的推論力

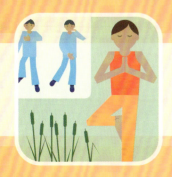
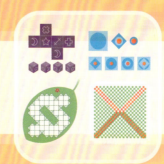

数的才能

数字は至るところにある。なのに、数学を話題にすると怖じ気づく人が多い。赤ちゃんや動物もある種原始的な数え方をすることがあるのだから、意外ともいえよう。人はみな生来の数的才能をもっている。それは人類の特質になっている。私たちは常に数字を扱い、数字を使って頭の体操をしている。目覚し時計を鳴らして起床するときは数字を読んで時刻を解釈する。買い物では数字を使ってものの価値をはかる。気に入ったレシピの料理をつくるときは数字を使って材料を正確に計量する。数的推論は論理と合理性と議論と証明の基礎である。ところが数学は得意かと聞かれると否定する人が多い。数学ときくと、方程式や分数、幾何学や三角関数と格闘した記憶が蘇るからだ。これはなぜだろう？

> 人はみな生来の数的才能をもっている。それは人類の特質になっている。私たちは常に数字を扱い、数字を使って頭の体操をしている。

数字恐怖症

幼い頃から数字をうまく扱えない人がいる。学校で恐怖症になったのであれ、無意識の壁であれ、うまく対処できない。あなたもそうならたぶん数字恐怖症だ。これは文字通り数字に対する恐怖で、自分の脳には数学問題は無理だという非合理的な思い込みである。数学は論理と合理性の応用だが、おかしなことに感情に左右される。実際には、数字恐怖症の人も日常生活で無意識に数学的スキルを使っている。不安を克服するには学習することと恐怖を認識して向き合い続けることが必要だ。恐怖に耐えることへの新たな反応を脳が学習する速さには驚かされるだろう。

数学を視覚化する

数学的概念を視覚化すると数的推論はやさしくなる。アインシュタインが、自らの思考プロセスは視覚化によって生まれ、言葉で考えることはごくまれだったと語ったことは有名だ。さらに、脳スキャンによれば、計算中の脳の活動は左脳に限らず、視覚野、聴覚野、運動野にも見られる。グラフの読み取りや幾何学ではもともと、複雑な数値データを理解するために視覚的スキルを使う必要がある。これには右側頭葉が直接かかわっている。周知のように、数学問題を視覚的に提示すると問題が明快になり、脳はのちのちその知識を想起しやすくなる。

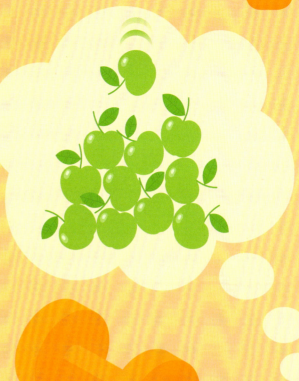

数のトレーニング

数字を使ったエクササイズをすることは、重量挙げという身体トレーニングに似た脳のトレーニングだということをご存じかな？

どういうことかというと、脳の神経系にはニューロンがあり、その中に軸索という、ニューロンからニューロンにパルスを伝える神経線維がある（p.15）。この伝送速度が脳の情報処理の効率を決める。計算はとても簡単な軸索保護メソッドである。この活動は（食事にも助けられて）軸索の絶縁度を高め、それがニューロン間の接続をよくするからだ。

暗算は速度と正確性を高めるし、高度な数学は問題解決能力を向上させる。ページをめくって、この『脳を鍛える最強プログラム』のエクササイズでニューロンを発火させよう！

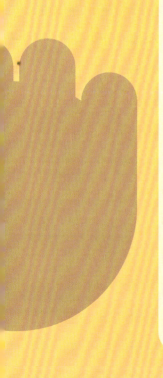

➔ 速算テスト

基礎計算能力テストをやってみよう。電卓なしでどれだけ速く計算できるかが肝腎だ。
暗算は短期記憶力と問題解決能力を使う強力な脳力アップエクササイズだ。

1. $3+9+7=$
   a. 17
   b. 18
   c. 19

2. $13-5=$
   a. 8
   b. 7
   c. 9

3. $25-16=$
   a. 9
   b. 11
   c. 8

4. $9\times7=$
   a. 56
   b. 63
   c. 72

5. $9\times8\times2=$
   a. 144
   b. 156
   c. 125

6. $66\div11=$
   a. 6
   b. 9
   c. 8

7. $120\div4\div6=$
   a. 7
   b. 5
   c. 12

8. $329+457=$
   a. 786
   b. 820
   c. 790

9. $60-(36\div(3\times4))=$
   a. 98
   b. 57
   c. 32

10. 答えが 510 になるのは？
    a. $5\times2\times43$
    b. $2\times5\times51\times7$
    c. $2\times3\times5\times17$

11. 50/250 の既約分数は？
    a. 2/13
    b. 1/5
    c. 3/7

12. $6.6\div2.2=$
    a. 3
    b. 3.3
    c. 2.2

13. 答えが 560 になるのは？
    a. $20\times30-30$
    b. $20\times25+60$
    c. $20\times29-25$

14. $150\times9=$
    a. 1532
    b. 1350
    c. 1575

15. 35 の 15% は？
    a. 6
    b. 6.5
    c. 5.25

16. 答えを既約分数にすると？
    $20/40+2/8=$
    a. 3/4
    b. 1/8
    c. 12/3

17. $4.6+0.23+1.96=$
    a. 1.46
    b. 2.63
    c. 6.79

18. $195\div5=$
    a. 38
    b. 39
    c. 40

19. $103-2.68=$
    a. 100.42
    b. 99.68
    c. 100.32

20. $6\frac{1}{4}\times6=$
    a. 2/5
    b. $37\frac{1}{2}$
    c. $37\frac{1}{5}$

21. 3 時間中の 40 分を既約分数にすると？
    a. 6/16
    b. 5/12
    c. 2/9

22. 230 の 6% は？
    a. 138
    b. 13.8
    c. 1.38

23. $(-6)-(+3)=$
    a. 3
    b. -3
    c. -9

エクササイズ：速算テスト

24. 250×7 =
a. 1750
b. 1850
c. 1950

25. 400の8％は？
a. 50
b. 52
c. 32

26. 260÷5 =
a. 50
b. 52
c. 56

27. 70の15％は？
a. 10.5
b. 11
c. 9

28. 168×9 =
a. 1512
b. 1550
c. 1580

29. 114−12.68−1.32 =
a. 100.42
b. 100
c. 100.32

30. 答えが1536になるのは？
a. 8×6×32
b. 6×3×10
c. 9×5×35

31. 7.75×8 =
a. 60
b. 61
c. 62

32. 300の6％は？
a. 16
b. 18
c. 20

33. 5×6×3÷5 =
a. 18
b. 22
c. 24

34. (−9)+(−22) =
a. −13
b. 13
c. −31

35. 60×3+20÷5 =
a. 40
b. 276
c. 184

どうだった？

ここでは視覚の助けをまったく使わないで数学をしたので、丸暗記の九九を使った人もいるだろう。基礎計算力は、繰り返したくさん練習するほど上がる。

次のページで計算力向上のためのとっておきのヒントを確認しよう。

男性と女性

数学系科目の成績は女より男のほうが良いというのは本当だろうか？ 固定観念で答えると「そのとおり」となりがちだが、どの教育課程をみても平均的な成績に男女差はないことがほとんどの統計データで証明されているので、「違う」が本当の答えだ。

これすなわち高等教育までの話である。高等教育以上になると、数学の天才のほとんどは男性だ。アルキメデス、ニュートン、アインシュタイン、ホーキングなど。状況がつかめたかな。

これはなぜか？ 大人になっても日常的に数学の知識や能力を磨く選択をする人は男性に多いからだろう。女性はそういう選択をあまり奨励されてきていないので、これは歴史的な条件づけの問題だということになる。今は男女平等の世の中だから、今後は数学の天才ランキングに入る女性を目にすることになるだろう。

所要時間 分　正解数 /35

3分以内全問正解＝優良
3〜4分＝ 良
4分以上＝ 可

解答は p.178

初歩的な計算力を伸ばす

数的能力を伸ばすカギはたゆまぬ練習だ。真剣に暗算力全体を高めたい人は、何よりまず電卓に頼るのをやめよう。電卓は便利な必需品だが、電卓を使うと両脳をかなり怠け者にしてしまうのが問題だ。だから、計算力を上げたかったら、初歩的な計算は電卓なしでする必要がある。

数学的能力を上げると精神的に大きなご褒美がもらえるということも覚えておこう。能力が上がるとちょっとした爽快なわくわく感が瞬時に得られる。そう感じたあなたは自分を賢いと感じる。幾何学のような初歩計算を超える数学は、答えを出すのに心の眼を使う必要があるので、強力な視覚化能力が頼りだ。練習を続けると集中力が高まる。そうすると他のあらゆる分野の能力が全体的に上がり、集中力はさらに増す。これは、人生で成功を収めるのに不可欠の要素だ。

とっておきのヒント

- 腕がなまっている場合はとくにゆっくりやろう。エクササイズは、最速で合格しなくてはいけない試験ではなくて、能力を伸ばすプロセスだと考えよう。練習を重ねて数学的プロセスを理解すればスピードはついてくる。

- 数学でも想像力を働かせよう。問題の見方をいろいろ変えてみよう。そうするとさまざまな解答法を使えるようになる。逆に、速答問題に繰り返し取り組む場合は、いろいろなショートカットが有効だ。

- 速算能力を上げるため、日常生活に数値演算を組み込もう。買い物をしながら代金を暗算しよう。車を運転するときは、ガソリンが満タン、4分の3、半分、4分の1のときの走行距離を計算しよう。こんど友だちと外食するときは、携帯の電卓を使わずに各自の飲食代を暗算しよう。

- 数学的概念を理解したら、たゆまず練習しよう。練習をすればするほど作業脳から長期記憶に概念が移行しやすくなるので、不断の練習は重要だ。

- 視覚化しよう！ 視覚化は脳の自然な機能なので、多くの数学的課題で使うべきだ。割り算や、百の位、十の位、一の位といった桁上がり・桁下がりの計算などの重要概念は、グラフや表などで図示すると明快になることが多い。

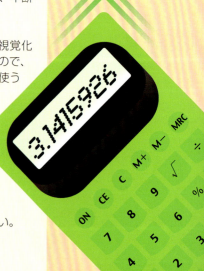
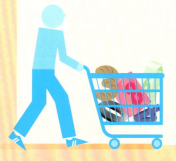

テクニック：初歩的な計算力を伸ばす

ショートカット

9のかけ算：かける数が168の暗算なら、10倍した値1680から168を引いて答え1512を出そう。

大きな数の足し算：扱いにくい数の場合は、たとえば329と457の暗算なら、片方の329を330に切り上げて計算を楽にしておいて、合計の787から1を引いて答え786を出そう。

15%のチップ：チップ計算を楽にするには、まず食事代を10で割って10%分を計算してからその半分の数を足すといい。35ポンドの15% =（10%×35）+（(10%×35)÷2）
3.50ポンド + 1.75ポンド = 5.25ポンド

百分率：300の7%の計算は難しいと思う？ パーセントというのは100当たりいくつ（百分率）という意味だ。だから100の7%は7で、100の8%は8、100の35.73%は35.73である。それがどうだって？

では、300の7%の計算だ。最初の100の7%は7で、二つめの100の7%も7、三つめの100の7%も7だから、7 + 7 + 7 = 21となる。100の8%は8、だから50の8%は8の半分の4である。

5の割り算：大きな数を5で割るのは意外に簡単だ。その数を2倍して小数点を動かすだけだから。2978÷5なら、2978×2 = 5956にしてから595.6にする。

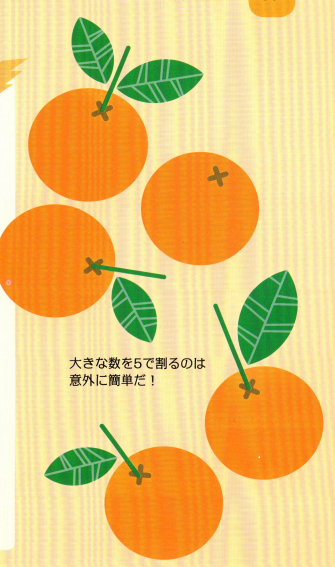

大きな数を5で割るのは意外に簡単だ！

円グラフ

円グラフは簡単な百分率の視覚化法だ。このグラフは、得票分析や統計、時間やお金の管理に便利である。

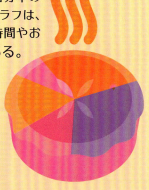

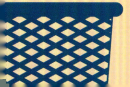

携帯メモリ以前の暮らし

大切な電話番号を全部暗記していた時代を思い出せる？ 今は名前をクリックして緑のボタンを押せば、あとは携帯におまかせでいい。でも、携帯をなくしてアドレス帳ももっていなかったらどうなる？ まさにお手上げだ！ 電話番号暗記時代に戻ってはどうだろう？ できるだけたくさん番号を覚えよう。確かにこれは、本来は記憶力の訓練だ。でも、いろいろな番号を絶えず思い出すことでいかに数的能力が伸びるかに驚かされるだろう。とくに暗算力の伸び方にびっくりするはずだ。

視覚で数学トレーニング

数学の視覚化を始めるとさまざまな脳部位が作動状態になるので、全脳のトレーニングになっていく。論理的な意味の視覚化のしかたを見つけることによって数学という言語がわかってくる。実は、数学の問題が大きな数と不可解な記号と一緒に出されると、多くの人はすぐにいやになる。だから数学学習に視覚的要素を加えて興味をそそり、学ぶ気にさせることは当然だ。

以下で例を示そう。問題を読んだだけだと情報がありすぎて頭の中がごちゃごちゃするかもしれないけれど、図をよく見るととてもやさしい問題になる。他のページの視覚的エクササイズもやってみよう。

1. 橋の下で

橋の下を通りがかったバスの航空写真に、通過後の車体の一部が写っている。バスの半分はこれから橋を通過するところで、別の半分の3分の2はちょうど橋の下にあり、橋を通過した車体の長さは3mである。

車体の全長はいくら？ m

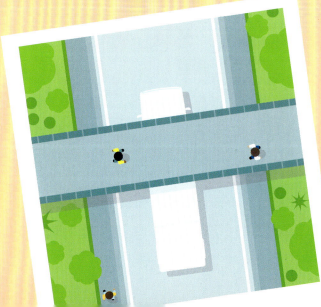

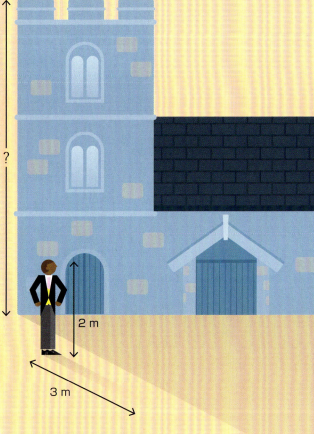

2. 影法師

陽が射して、身長2mのスティーブの影が3mの長さになっている。

A：スティーブの後ろにある建物の影が45mだとすると、建物の高さはいくら？ ▭ m

B：3時間後にスティーブの影の長さが4.5mになるとすると、建物の影の長さはいくらになる？ ▭ m

解答は p.178

エクササイズ：視覚で数学トレーニング　101

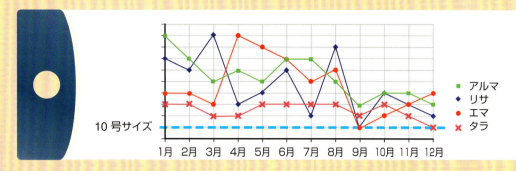

3. ウェディングダイエット

仲良し四人組のアルマ、リサ、エマ、タラ。全員が同じ日にプロポーズされ、18か月後に結婚することになった。お揃いの10号のウェディングドレスを着たいと、めいめいダイエットプログラムを始めた。理想体重をめざした1年間の努力の結果は上のグラフのようになった。

A： アルマとエマのサイズが最も離れているのは何月？

B： 年間の体重が最も安定しているのは誰？

C： 12か月後に10号サイズになった花嫁は誰？

4. 出会いのチャンス

画廊で出合った二人はお互いが気になってしかたがない。二人は40m離れていて、男は秒速3mで女に近づき、女は秒速1mでじわじわさりげなく男に近づく。何秒で二人は出合う？

秒

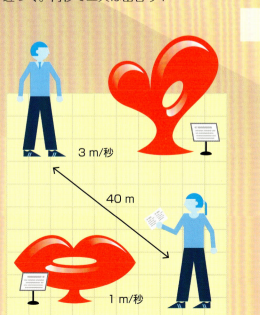

5. まじめな学生

ジャックは歩いてバス停まで行き、そこからバスに乗って大学に通っている。大学のバス停から歩いて学生会館に向かうと9時35分に着く。

A： ジャックが歩く距離は全部で何kmか？　　km

B： 9時20分にいる場所から大学の学生会館までの距離は何kmか？　　km

C： バスの平均速度はどれだけか？　　km/h

6. カップケーキの配膳

フィリッパはティーパーティの主催者として、お腹を空かせたゲストにカップケーキをサービスしようとしている。トレイのサイズはいろいろで、彼女の手作りケーキは5×5 cmである。

それぞれのトレイに何個載るか？

小トレイ ☐ 個

中トレイ ☐ 個

大トレイ ☐ 個

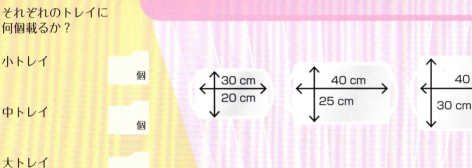

7. 土地売ります

農夫のジャイルズは畑を売ることにした。区画割はa、b、cの3サイズにする。サイズは以下のとおりである。

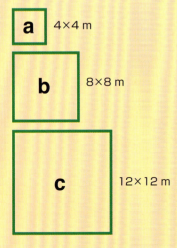

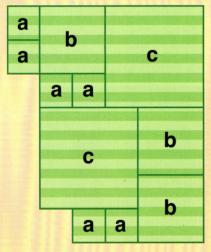

A: ジャイルズがもっている土地の総面積はいくら？ ☐ m^2

B: 区画cだけを買いたい人がいる。総面積はいくら？ ☐ m^2

C: 区画aとcだけを買いたい人がいる。土地の総面積はいくら？ ☐ m^2

D: 土地の価格は2000ポンド/$100m^2$だ。区画bの総額はいくら？ ☐ ポンド

E: 土地をそっくり買い取りたい人がいる。請求額はいくらになる？ ☐ ポンド

解答はp.178

8. バスルームのリフォーム

A: フィリップはバスルームの壁にタイルを貼っている。図のところまで貼り終わった。残りはどれだけか？既約分数で答えよう。

B: タイルは8枚1パックである。壁全体を貼るには何パック用意する必要があるだろう？

C: タイルの値段は1パック2.40ポンドだ。壁の貼り替え費用はいくらになる？

パック

ポンド

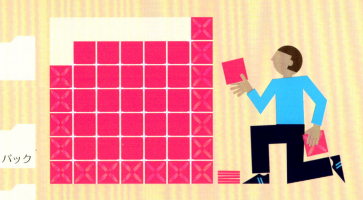

9. コンピュータの販売台数

このグラフは3メーカーのコンピュータの月別販売台数を100台単位で示している。
メーカー1（赤）
メーカー2（青）
メーカー3（緑）

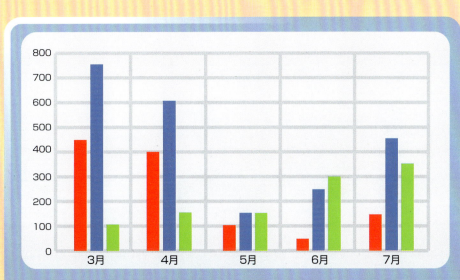

A: パソコンの総販売台数が前月比で最も落ち込んだのは何月？

B: 4月のメーカー2の販売台数は何パーセント？（四捨五入）

C: メーカー3の5か月間の総販売台数は？

%

回転が速い＝頭がいい？

短時間で考えられる人は、考えるのに時間がかかる人よりも頭がいいということになるのだろうか？ 一般論としては、それはどうかなと言わなければならない。芸術家は作品制作に数年かけることがあるが、それは頭の良さとは無関係だろう。しかし、数がかかわってくると、答えは「そのとおり」である。ここにある数値問題の解答速度は、今のあなたの数的能力を映すバロメーターだ。情報を高速処理できるということは、関連脳野のニューロンの働きが活発だということだ。でも、答えの正しさを確かめる時間は必ずしっかりとろう。単なるうっかりミスはあまり賢いとはいえないから。

104　5章　数的推論力

10. 最短ルート探索

左下から右上に最短ルートで行きたい。数字はm単位で示したルートの距離である。

最短ルートを探そう。途中まで進んでいる。後続ルートを完成させよう。

距　離：　　　m

所要時間：　　　分

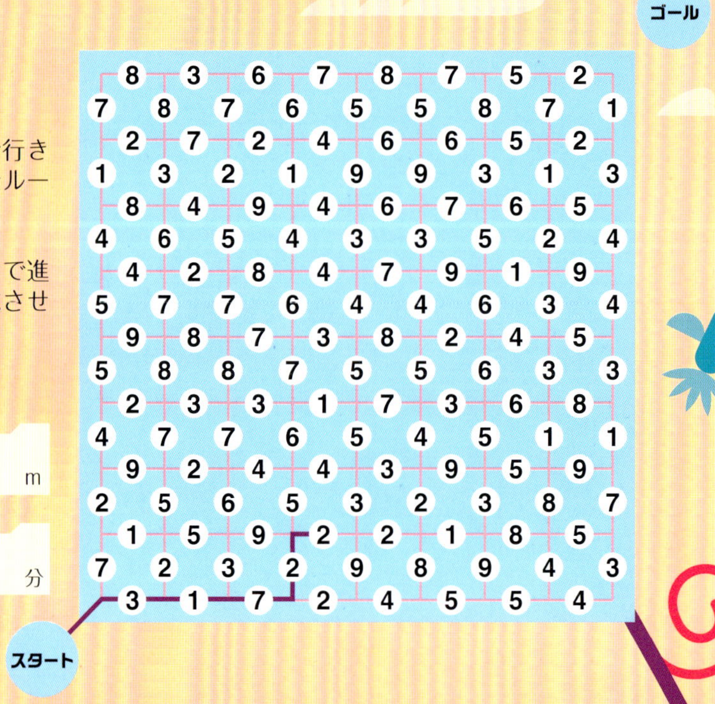

11. 壊れた電卓

鞄から水たまりに落っこちてしまったので、電卓がうまく動かなくなった。今見えているボタンしか機能しない。今使える機能だけで1から15までの数を計算できるかな？　たとえば、
1 = 0.5×2 だ。

他の数も暗算でできる？

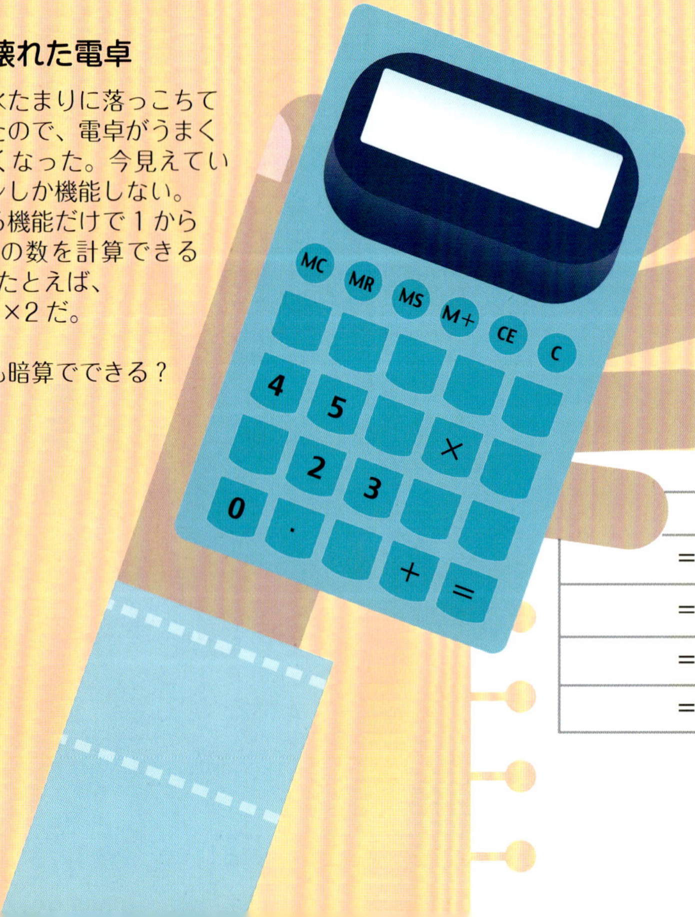

		=6		=11
	=2	=7		=12
	=3	=8		=13
	=4	=9		=14
	=5	=10		=15

解答は p.179

12. 展開図

長辺が半分になるように1枚の紙を二つ折りにして、5回繰り返したら、7×4 cm の大きさになった。

折り畳む前の紙の大きさはいくらだろう？ ___ cm

ヒント：展開図を描こう。

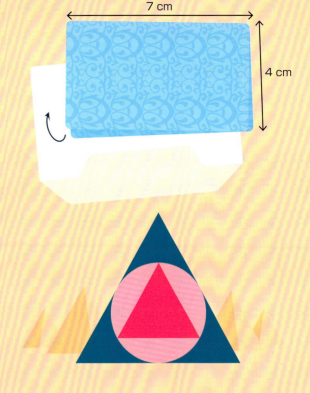

13. 三角形の面積比

図のように、円に外接する正三角形と円に内接する正三角形がある。

二つの正三角形の面積比はいくら？ ___ : ___

14. 算数クロスワード

空白のマスに正しい数字か関数を入れよう。

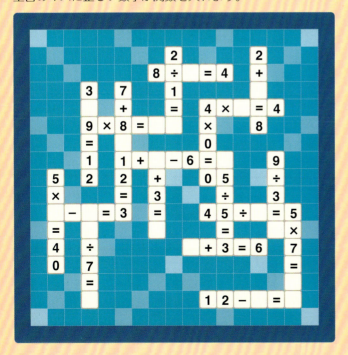

数学を使わない職業？

ところで、こんな数学エクササイズが日常生活とどう関係するんだ、と思っている人もいるだろう。これで計算から解放される！ と感謝しつつ、卒業と同時に数学の本を物置にしまい込んだり捨ててしまったりするのはよくある話だ。甘いね！ 習った数学を使わないでいい仕事や職業がどれだけあると思う？ 全世界平均で10％未満だ（それも控えめに見積っての話である）。

それどころか、誰でも私生活や職業生活で数的能力を使わない時はないので、この能力は磨けば磨くほど良いのだ。

数独

近年、世界中で数独はすっかりおなじみの脳トレパズルになった。日本では80年代から人気があるが、アメリカ人のハワード・ガーンズが1979年に発案し、当時はナンバープレイスと呼ばれていた。

数独は整然とした小さなパズルだ。大きな正方形を9等分し、おのおのをさらに9等分した縦横9マスのパズルである。3×3＝9ブロック、9×9マス＝81マスを1～9の数字で埋めて完成させる。ブロック、縦の列、横の列に対して各数字を1回だけ使える。

パズルそのものは、おそらくローマ軍が好んだ陣形を参考にしたラテン方陣が元になっている。

数独は論理エクササイズだ。数字は使うが算術そのものが目的ではない。ルールに従って、既知の数字を使って推論プロセスによって他の数字を導き出す。数独のすごいところは、一つ解けるたびに当てはまる数字の可能性が狭まっていくので、次が楽になるところだ。縦・横・ブロックのどれかを解けば、別の部分を解くヒントが得られる。

数独のルール早わかり

- 9マスのブロックに1～9の各数字が必ず1回入る。
- 縦の列も同じ。
- 横の列も同じ。

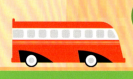
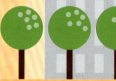

初級数独

初心者向けの数独をやろう。他の数的推論ゲームと同様に、少しの練習で驚くほどうまく解けるようになるはずだ。

上級者には少々やさしすぎる問題かもしれないが、すっ飛ばすべきだということではない。笑えるくらいさっと解いて自信を深めよう。

次のページからは難しくなるが、ヒントを出すので心配ない。練習すれば簡単に解ける。

パズルを始めたらどうしても完成させたくなる人には、数独の人気の理由がすぐにわかるはずだ。必ず正解があるという絶対的な安心感がある。ではさっそく始めよう！

パズル A

7				2	6	1		
2		9		8		4		
		5	3				8	2
	4			1	2	6		5
	6							
1		2		3	5		7	8
9	5				4	8		
		1	7			9	6	4
		6	9			5		

パズル B

1		2		4				9
	3			2	9	7		
	5		1				2	4
	9			3		2	6	5
			4		2			
2	8	5		1			3	
		8			5		4	
	4	3	6	8			7	
9			2			6		8

解答は p.179

中級数独

ヒント： うまく解く秘訣のひとつは「消去法」だ。数字が入らないマスを探そう。たとえば、空白のマスが四つあって、残っている数字のうち三つが入らないマスが一つあるのなら、そこには四つめの数字が入るはずだ。

パズル C

	4			8		9		
		1	6					8
5		8		1	4			
3		9		5				4
	8		7		3		2	
7				8		3		5
	3	4				7		6
				6	2	9		
	9		8				3	

パズル D

				6			7	
	7				2			
2	9			1		5	3	
6			5	7				1
4				9	1			8
7		8		6	4			5
		1		2		6	8	3
8				7				
	3				9			7

解答は p.179

上級数独

ヒント：候補の数字を二つずつに分けよう。二つのマスに当てはまるがどちらが正しいかがわからない数字が二つあったら、とにかく書き込もう。そうすると、別の数字を試しに当てはめられるマスができる。こういう数独には忍耐と粘りが必要だ。

パズル E

	8			3			4	
					2		3	
6			4	7				1
	5		2			8		
	3						9	
		2			3		5	
1			3		4			6
	7		9					
	4			2			7	

老化に強い脳

脳の老化防止のカギは、脳の稼働状態の維持向上だ。数独のようなゲームや本書のエクササイズなどの単純な手法で脳に負荷を与えて稼働させ続ける。何ができるか幅広く考えよう。仕事で毎日同じことを反復しているのなら、新しいスキルの取得を心がけよう。そうすれば、脳が怠けて不活発になることはない（詳しくは7章で）。

サムライ数独

サムライ数独は、数独中毒なら早晩実力を試したくなる巨大なパズルだ。数独を楽しんでいる人にとって、サムライ数独は優れた発展問題だ。基本的には普通の数独と同じだが、つながった五つのパズルを解くには集中力と推論力を結集させなければならない。解けたときの満足感はもちろん5回味わえる。何でも、侍が戦場から戻るのを待つ芸者が退屈しのぎとしてこのパズルを発明したからこの名がついたのだそうだ。

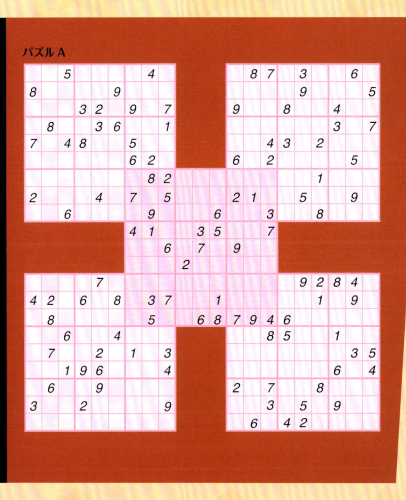

パズルA

とっておきのヒント

- 普通の数独のルールを適用する。行・列・ブロックのどれにも同じ数字は１回しか使えない。
- 四隅の数字はどれも別のパズルの隅の数字になっているので、中央のパズルが最後に確定する。
- 外側のブロックから始めるのがおすすめだ。中央のパズルから解き始めないこと。
- どのパズルも短時間で切り上げよう。右回りに解いていって、最後に中央のパズルに挑戦しよう。
- パズルのスケールに圧倒されてしまわないようにしよう。右回りに考え続けよう。

パズル B

					6									3		7			9	
		9				3	8	6				1			4		2		3	
								2						5			3			6
1	9				2	4		7							2		4		7	
5	4		8	7		6						7								
	3		9			1													1	9
			7			5	6		4	7		8	3							5
6	5								1				9			8				
			4			2		1						4				1		
								5			7			3						
						7			9			4		2						
						9	4					7								
5			3				8	2												
	1			5				7	6	5		1			5					
						4					8									
								9				5			7	9		8	4	
1	2			3											8	4			2	9
		3	8														2	7		3
		4				6		8					6			7			1	
		7		9			2													6
				6	2			3							6		4		8	2

解答は p.180

→ カックロ

カックロは日本で数独の次に人気の推論パズルで、世界中のパズルファンの心も急速につかみつつある。

カックロのレイアウトはクロスワードに近い。斜線入りのマスの数字は縦横のカギつまりヒントだ。一つの数字を足し算に使えるのは1回だけだがパズル全体には制約がないので、カックロの答えは数独より多様で変化に富む。解くには推論能力だけでなく暗算が必要なため、数学的推論力を鍛えることになるので、カックロは数独の優れた変形だ。

数独にはちょっと深みがないかなと思う人にはカックロの変化に富むところが魅力だ。自明な和の組（4＝1＋3、17＝9＋8）で始まったとしても、答えどうしのインパクトが大きく組合せがたくさんあるので、最終的な印象がかなり違ってくる。最初は全部空白でいろいろな数の組合せを解く必要があるから学校で習う数学に近い。

カックロのルール早わかり

- クロスワードパズルのようにどのパズルにも開始位置がある。斜線入りのマスと1～9の数字を入れなければならない空白のマスがある。
- 縦横のカギで与えられた和になる数字を空白のマスに入れる。
- 同じ数字を繰り返し足すことはできない。

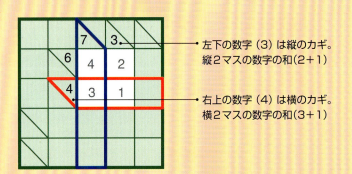

- 左下の数字（3）は縦のカギ。縦2マスの数字の和（2＋1）
- 右上の数字（4）は横のカギ。横2マスの数字の和（3＋1）

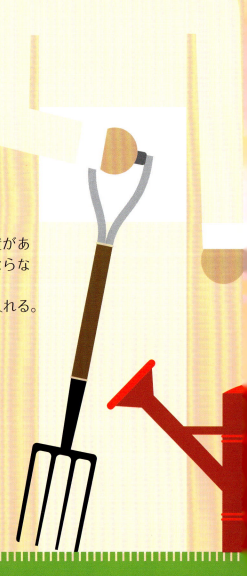

カックロパズル

パズル A：初級　　　　　パズル B：初級

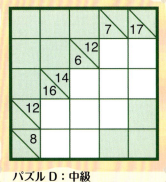
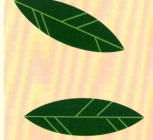

パズル C：中級　　　　　パズル D：中級

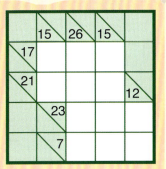
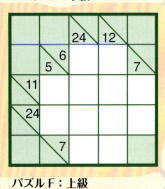
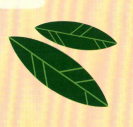

パズル E：上級　　　　　パズル F：上級

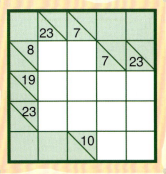
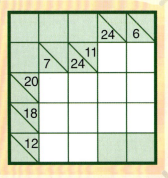
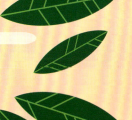

解答は p.180

論理の飛躍

よろしい、今のあなたは、知的な刺激としても日常生活のものさしとしても自信をもって数字を使いこなし、論理を応用できる。でも、内心どこかでこう思っていないかな？「確かにこういうゲームが役に立つこともあるだろうけど、自分の範疇には自分なりの確かなやりかたがあるんだよね。ほんとにありがたいとは思ってるけど」。こう感じる人はあなただけではない。

経験則

論理より当て推量に頼ることを、心理学では経験的知識の適用という。不完全情報や複雑な問題に対するごく自然な反応だ。脳はおおむね効率よく空白を埋められる後天的・先天的ルールで符号化されてきたので、経験からの推測や直感的判断ができる。要は常識を働かせている。脳は正解を導き出すことが多いが、意識して制止したり譲歩したり論理を使ったりしないと誤った方向に迷い込むこともあるのが玉に瑕だ。しかし、言うは易く行うは難し！

困ったことに、人は偏った考え違いをしていても自分は正しいと思い込むからトラブルになる。心理学者が経験則の使われ方と効果に関心をもつゆえんである。例を見て、あなたはどう思うかな？

15. ナンバーズ

一斉発売月なので宝くじ売り場に行くと、前にいる女性がナンバーズで1、2、3、4、5、6と番号を塗りつぶしている。そんな当たりっこない番号を選ぶなんて頭が悪いなあとあなたは思う。女性がおかしいのか？そんなふうに思ったあなたが非論理なのか？

16. あぶく銭

友だちに会いに行く道に50ポンド札が落ちていた。あなたはそれを拾ってみんなに一杯奢ることにした。要は衝動買いである。あなたは、拾った50ポンド札と自分で稼ぎ出した50ポンドを同価値だと思っていない。これはなぜだろう？ 本当に価値が低いのかな？

解答は p.180〜181

17. 競り合い

骨董品店主のあなたは今、オークション会場にいる。カタログを見て、きれいな旅行用の時計に引きつけられた。競売が始まり、あなたは価格の上限を決めてから応札を始めた。応札者は減っていき、常にあなたより高値をつける一人だけが残った。あなたは、肩越しに宿敵を見やったとたんに上限はどうでもよくなってしまった。こんな非論理的になるのはなぜだろう？ あなたは経営者なのではなかったか？

18. 高級志向

10ポンドの安いコロンと30ポンドのデザイナーブランドのコロンがある。安いコロンを35ポンドに値上げする。どちらがたくさん売れると思う？

結論

巻末の説明を読もう。単純な論理だということがわかるはずだ。でも、こういうありふれたバイアスは時として頭の中に入り込みやすい。

このことからどんな結論を引き出せるだろうか？ まあ、人間の脳が論理を窓の外に放り出したくなるらしきときもあるということだろうか。それが自然の摂理なのかもしれない。結局のところ、私たちが人間らしく振る舞っているということだけが理に適っているわけだ。

19. ついてない？

あなたは友だちとラスベガスのルーレット台にいる。友だちは赤にかけ続けて6連勝。得意満面の彼女の横で、あなたはチップを使い果たしつつある。あなたが再勝負を挑むと、挑戦を受けた彼女は赤にかけ続けろとアドバイスする。あなたは意地になって残りのチップを全部黒に賭ける。どちらの勝利確率が高いと思う？

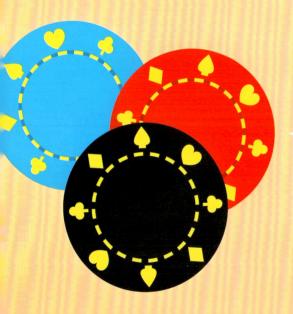

→ ギャンブラーの錯誤

「こんどの馬は勝てる」「次はエースが来る」「逃げ足の速いチェリーが3個揃うぞ」こんなせりふを聞いたことは？ 誰が見てもおかしいのに、ギャンブラーは前回負けたから次は勝率が上がると自分に都合よく考えようとする。サイコロの目の出かたは永遠に賭け手が不利である。勝率はいつも同じで残念だがかなり低い。でもギャンブラーには言わないように。さらに勝率が低い宝くじを買う列の前の人にももちろん言わないように。6桁の数字の完全一致確率は49/180,069,460だから！

何が私たちを非常識な行動に走らせるのだろう？ 往々にして知的な人がなぜ賭けをしてしまうのだろう？ 単に欲深だから？ もともと未知のものが目前にあることが原動力なので、心理学に深く立ち入らなくても答えはわかる。小さな負けによる落胆が続いても、大勝利を収めたいという誘惑が優るからだ。いや、負けがやや大きくても、やはり誘惑が勝つ。

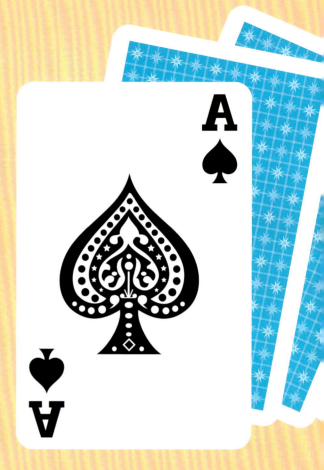

見てよし、聞いてよし、気分よし！

この錯誤をよく心得ているカジノやくじ売り場はギャンブラーがポケットの中で転がしている最後のコインを手放せと誘惑する。ギャンブラーの意志決定に影響を与える「感情ヒューリスティック」理論を使うのだが、この場合の「感情」とは、自発的でない反応を誘う何重もの刺激をカジノが与えることだ。スロットマシンが良い例だ。点滅光、欲望をかき立てる色、リールの回転速度、大勝利は目の前だと暗示するような電子音。それにほらあのニアミスときたら！ あなたを引きずり込み、論理を惑わせ、リスク感覚を鈍らせる。ニアミスは視覚と聴覚を通じてあなたを操っている。道理で、ラスベガスがネオン街なわけだ。

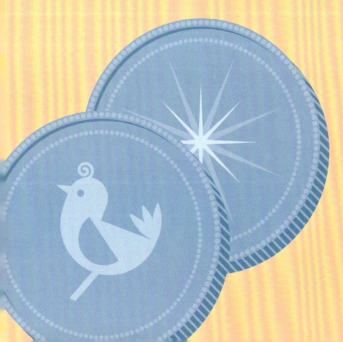

トピック：ギャンブラーの錯誤　　117

狡猾な微香

カジノのディーラーはたいてい香りを漂わせていることをご存じかな？　これは奇異に聞こえるが、実験によると香りの効果で客がスロットに入れるコイン数は約45％増えた！

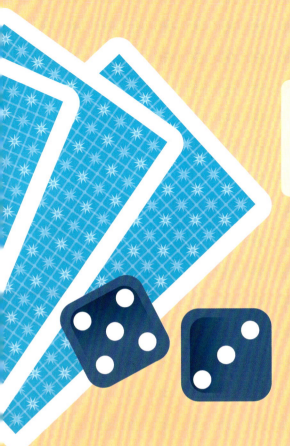

平均の法則

平均の法則はマーフィーの法則の対極にある。不都合は、起こる可能性があれば現実になるというのがマーフィーの法則で、これまでが悪いこと続きなら次はうまくいくというときによく持ち出されるのが平均の法則だ。「平均の法則ゆえにキャサリン・ハワードこそ私の妻ぞ」と16世紀の英国王ヘンリー8世は五度目の結婚を喜んだが、数か月後に彼女は処刑されてしまった。この法則は結果に影響を及ぼす可能性がある他の状況を考慮しないので、たいていはいいかげんな統計値や希望的観測であって、数学的な法則ではない。

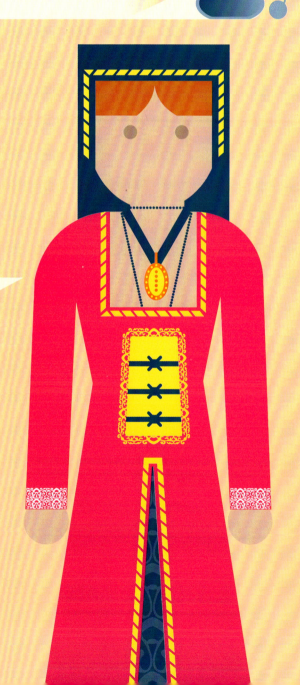

20.　コイン投げ

コインを投げ上げてひっくり返そう。まず10回投げて「表」が出た回数を記録する。次に「表」が出る確率はいくら？　経験則の衝動にひっかからないこと。あなたにはもうよくわかっているはずだ！

解答は p.181　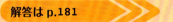

数のなぞなぞのからくり

誤った論理を使わせるという意味で、なぞなぞは論理の錯誤（p.114～117）に似ている。なぞなぞは比喩や寓話の形で語られる問いで、曖昧模糊としている。解答者の足元をすくうように考えられているから、正解するには知恵を絞らなければならない。

よくできたなぞなぞは脳に正しい推論を使わないで欠落部分を埋めさせ、ありとあらゆるだましのテクニックを使う。数のなぞなぞは抽象的だ。一読したかぎりではどうでもよさそうな情報にとくに注意することが大切だ。与えられたもっと「重要」な情報には、真の問題からあなたの目を逸らせようとしているものがあるかもしれない！

数列問題

よくあるなぞなぞのひとつに、数字が並んだ数列がある。一つの答えに収束しそうに見えて答えは別のところにある。例として、1、1、2、3、5…を考えてみよう。

直感でこれは素数を使った数列だ、続きは 1、1、2、3、5、7、11、13だと思うだろう。

だが正解は最後の二つの数字の和だ。1、1、2、3、5、8、13、21。これは発案者にちなんでフィボナッチ数列といわれている。

ここでは、数列の種類がだましに使われている。

ひっかけ問題

ひっかけはたいていのなぞなぞで使われる常套手段だ。たとえば、「私はポケットに硬貨を2枚持っている。合計は60ペンスで、一つは10ペンス硬貨ではない。私が持っている硬貨は何だ？」

出題者はあらゆる水平思考を求めてくるが、正解のカギは一つのトリックにかかっている。だから、外国通貨なのかなとか、ややこしい説明を考え始める前に問題をもう一度よく見よう。

「一つは10ペンス硬貨ではない」。確かに。でも片方は10ペンス硬貨だ。答えは50ペンス硬貨と10ペンス硬貨である。

難しい論理問題

本書には、当たり障りがないように見える問いに対して予測できそうにない答えがある難しい論理問題や頭の体操クイズ、ひねった問題なども入れている。数学の流れを汲むこの手のなぞなぞでは、数字よりも思考が肝腎だ。難しい論理問題は、特定の事実を理解しつなぎ合わせて解に到達する能力を試す。

問題：

3リットルのバケツと5リットルのバケツが1個ずつある。井戸から水を正確に4リットル汲むにはどうすればよいか？

答え：

1. 5リットルのバケツいっぱいに井戸の水を汲む。
2. 5リットルのバケツを使って3リットルのバケツに水を満たす。これで5リットルのバケツに2リットル残る。
3. 3リットルのバケツの水を井戸に空ける。
4. 3リットルのバケツに5リットルのバケツから2リットル入れる。
5. 5リットルのバケツいっぱいに井戸の水を汲む。
6. 5リットルのバケツから3リットルのバケツに水を満たす。3リットルのバケツにはすでに2リットル入っているから、5リットルのバケツから1リットルの水が3リットルのバケツに入る。
7. 5リットルのバケツから1リットルだけなくなった。これで4リットルである！

なぞなぞに挑戦

古典的ななぞなぞをちょっと楽しもう。答えを覗き見する必要があっても、あまり気にしないこと。かなりの難問もある。練習すれば簡単に解けるようになる。

21. 数　列

A：次に来る数字は何か？
　　1、11、21、1211、111221、312211、…

B：次に来る数字は何か？
　　31、28、31、30、31、…

C：次に来る数字は何か？
　　1、4、1、5、9、2、6、…

D：次に来る数字は何か？
　　6、25、64、81、32、…

ヒント：数字を使っているからといって数学的論理が使われているとは限らない！

22. 飛ぶ鳥の勢いで

100 km 離れたところを2台の車が走っている。左の車は時速40 km で右に向かって、右の車は時速60 km で左に向かって走っている。鳥が右の車のところから飛び立ち、時速80 km で飛ぶ。左の車のところで向きを変え、右の車に出合うとまた向きを変える。2台の車が出合ったとき、鳥はどれだけ飛んでいるか？

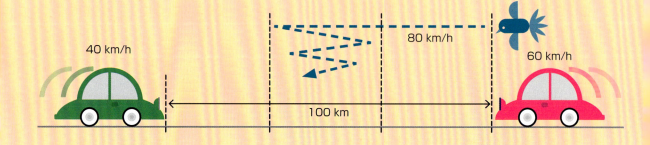

23. 有名な「三つの扉」

テレビのゲームショーで、司会者があなたに閉まった扉を三つ見せ、かっこいい赤いスポーツカーの新車に通じる扉が一つあると言う。他の扉の裏はからっぽで、正しい扉を選べば車をもらえる。あなたはいきあたりばったりに扉を選ぶ。答えを知っている司会者は別の扉を開けてからの部屋を見せ、選び直さなくていいかと尋ねる。選び直すべきだろうか？

はい ☐　　いいえ ☐

24. おはじきの重さ

10個入りのおはじきの袋が10袋ある。9gのおはじきの袋が1袋あるが、それ以外は全部10gだ。ただ、9gのおはじきの袋がどれなのかはわからない。0袋以上の袋から0個以上のおはじきを取って秤にかけて9gのおはじきの袋を見分けたい。はかった結果を見れば、重さが9gしかないおはじきの入った袋を言い当てられるはずだ。

どの袋から何個おはじきを取ってはかればよいか？
別の紙で解いてもかまわない。

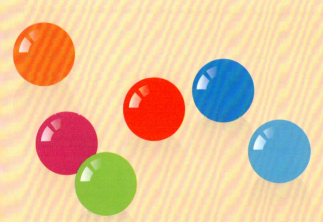

25. 死刑囚問題

同房の死刑囚が三人いる。あなたはその一人である。看守が気まぐれに、自分の頭の後ろにつけられた丸い札の色を最初に当てることができたら生かしておいてやろうという。間違ったら即死刑だ。看守は5枚の丸い札を見せる。黒が2枚、白が3枚あり、そのうちの3枚を使って残りの2枚を隠す。あなたは他の囚人がどちらも白札をつけているのを見る。

あなたの札は何色？

26. 時間の分解

数字の和が8、10、12、14、16になるように置時計をきっちり五つに分解しよう。

ヒント：
2桁の数字を分けてもいい！

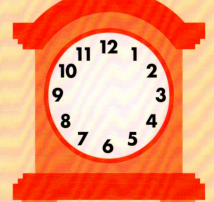

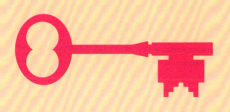

解答は p.181〜182

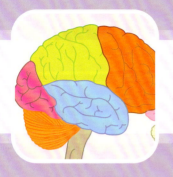
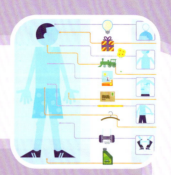
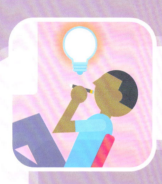
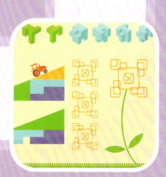
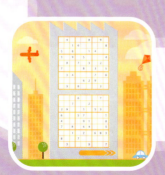
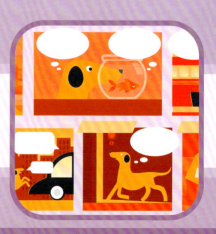

6章
言語的推論力

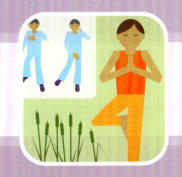
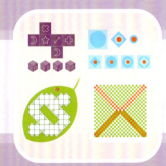

→ 成功する話術

言語能力と人生での成功は直接相関する。これはクロスワードパズルの完成やアナグラムの解読、反意語発見などの能力に限らない。そういう活動はどれも素晴しい言語能力鍛錬法だが、ここでは、説得力をもって発想や考えや意見や気持ちを伝えられる言葉を使い、言語を操る、もっと広義の能力のことをさす。政治家や弁護士は間違いなくこの能力の最高の使い手だし、ラップミュージシャンやパフォーマンス詩人もそうだ。みんな言葉の力で大衆を巻き込む名人であり、言葉を使って聴衆の考え方に影響を及ぼす。要するに、言語能力が高いほど自信をもって自分の要求要望を主張できるということだ。よくわかってもらえて親密な関係を築ける。あなたがどんな人生を送るにしても、言語能力を磨けば社会的成長と成功に著効をもたらすだろう。

言語と視覚

科学者の考えでは人は5歳までに約2000〜3000単語の語彙を獲得するが、これは正確な意味を理解しているということではない。子どもはボールを見て「ボール」と言ったり、風船やチョコレートや卵や小石を見て「ボール」と言ったりする。このことで、視覚が本能レベルで言語の発達に及ぼす影響の大きさがわかる。子どもが初めて目にする文字の本はどうだろう。AppleのA、BearのBというように、文字に条件や意味をつけるために絵が用いられる。だから、語彙が未発達の幼児が同じような形のものに同じ単語を使うのももっともだ。「絵」に頼るのは（語彙が約5万語になって

どういうしくみ？

言葉を使い、膨大な選択肢がある口語・文語から適切なものを選んで使いこなす能力は、ニューロンの新しい接続経路を開通させるので、脳力の増強になる。左脳だけでなく脳全体の活動が脳スキャンでとらえられていることから、言語的推論はきわめて複雑なプロセスであることがわかる。会話をすると、文が舌の端に上る前に一連の認知機能が一斉に作動する。頭の中に考えが浮かぶと、脳は感覚的関連づけを駆使してその考えを精緻化し、情報を二つの主要脳野に送り出す（後述）。両脳野が意味の伝達に必要な言葉を選んで最終的な文法の枠組みに合うように並べる。これで初めて話す準備が整ったことになる。

言語発電所

上述した脳の言語系にある二つの主発電所は、これらを発見した1800年代の二人の科学者にちなんでウェルニッケ野、ブローカ野と呼ばれている。ブローカ野は大脳皮質の前頭葉にあり、文を文章にまとめる、正しい構文を使うといった言語の生産を担っている。ウェルニッケ野は側頭葉にあり、他人の文章を分解する、その構文を解析する、語尾変化、文から意味を抜き出すなどの言語処理を担っている。両脳野は弓状束と呼ばれる神経経路によって相互接続していて、いつも同時に作業をしている。この系が他の脳野を刺激することで、話したり話を理解したりするだけでなく、読み書きや、話に合わせた身振りまでもができるようになる。この系は複雑な考えを理解し新知識を獲得する力も生み出す。

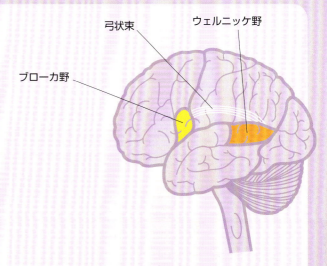

いる）学校教育が終わるまでだろうと思われるかもしれないが、比喩や隠喩や直喩の使用はどうだろう(p.70)。生涯、視覚的概念は言語に影響を及ぼす。街頭演説者や権力者は、言葉を使って「大局観」を描き出す話をすれば高確率で聴衆の関心をつなぎ止めておけることを心得ている。言葉は消えてしまうかもしれないが、言葉を使ってイメージを伝えると、背後にある考えは強烈な記憶として残る。雄弁な偉人たちは必ず「視覚」を使った演説を利用してきた。マーティン・ルーサー・キング牧師の名演説を考えてみよう。「私には夢がある…」という言葉を聴けばたちまち、牧師が描く未来のビジョンへの窓が開く！

語彙速答テスト

簡単な問題で今の語彙力を測定してみよう。こういう問題は就職試験の知能検査や心理試験にも使われる。語彙テストは確かに大雑把な方法で、結晶性知能（p.128）の一部しか検査しないものだが、言葉の正確明瞭な理解と表現はほとんどの職業に欠かせないので、語彙検査はどんな職業選択プロセスでも必ず行われる。

あまり読書しない人や仕事で直接言葉を使わない人は、自分の語彙の少なさに驚くかもしれない。でも、たゆまず練習すれば、重要な推論能力である単語や言語の全体的な使い方の知識は広げられる。

1. 辞書コーナー

正しい説明はどれか？

1：中　空
A. 空洞、がらんどうであること
B. 荒地、荒廃していること
C. 穴、開口部

2：アクティブ
A. 不安や心配がない
B. 実働している、エネルギッシュ
C. 大胆に主張し積極的、強引

3：産　物
A. 自然に、あるいは社会的・歴史的プロセスを通じて生まれる人やもの、成果
B. 明確なやりかたで起こる連続動作・操作または一連の変化
C. 物品を製造・生産する設備を備えた建物や建物群

4：浪費する
A. 確率が関係する何らかのなりゆきに金銭や有価物を賭ける
B. 贅沢にあるいは無駄に金銭や時間を費やしたり使ったりする
C. 配分する、割り当てる、ばらまく

5：花
A. 被子植物が有性生殖を行う生殖器官
B. たいてい地上付近から分岐した茎が常時出ている、木より小さい木本
C. 土が肥えていて快適な場所や地域

6：柔軟な
A. 滑らかで手触がよい、固くなくざらざらしていない
B. 条件、状態、状況が不利である
C. 容易に曲がる、たわみやすい、しなやかな、順応性がある

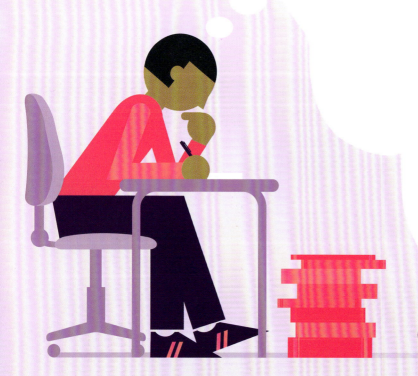

解答は p.182

2. 同義語
同じ意味の言葉はどれか？

1：陶酔して
A. 生き生きした
B. 驚いて
C. 夢中になって
D. 恍惚となって

2：敬虔な
A. 適法な
B. 信心深い
C. 元気な
D. 幸運な

3：疲れた
A. 虚弱な
B. 精根尽きた
C. 茫然とした
D. 落ち込んだ

4：真正の
A. 古代の
B. 年代物の
C. 本物の
D. 贅沢な

5：頭が切れる
A. 機転が利く
B. 腹がすわった
C. 器用な
D. 楽観的な

6：察しがよい
A. 熟達した
B. 洞察力がある
C. 毅然としている
D. 機略に優れる

7：ごろつき
A. 殺害者
B. 語り部
C. 悪漢
D. 偏屈

8：賛同する
A. 打倒する
B. 合意する
C. 鼓舞する
D. 協賛する

9：旋律的な
A. 甘い
B. 心地よい響きの
C. 耳障りな
D. 悲しげな

10：潤沢な
A. 華美な
B. 盛況な
C. 豊富な
D. 優雅な

11：ごまかす
A. 偽装する
B. 罠にかける
C. 挑発する
D. はぐらかす

12：熟成した
A. 悲嘆した
B. 柔らかい
C. 冷やかな
D. 自己顕示欲の強い

13：楽観的な
A. 信頼できる
B. 高潔な
C. 希望に満ちた
D. 快活な

3. 対義語
反対の意味の言葉はどれか？

1：鋭い
A. ずんぐりした
B. 切れ味の悪い
C. 退屈な
D. 頭の切れる

2：合意
A. 不協和
B. チームワーク
C. 不和
D. 承認

3：生き残る
A. 存在しない
B. 止む
C. 絶滅する
D. 苦しむ

4：持ちこたえる
A. 耐え抜く
B. 生き残る
C. 屈服する
D. 所有する

5：優美な
A. 粗野な
B. 小柄な
C. 上等の
D. 下品な

6：損傷する
A. 弱める
B. 修復する
C. 投薬する
D. 展開する

7：謝絶する
A. 躊躇する
B. 受諾する
C. 委任する
D. 拒絶する

8：拡張する
A. 増幅する
B. 修正する
C. 短縮する
D. やせこける

9：友好的な
A. 愛想のよい
B. 邪悪な
C. 心配そうな
D. 冷淡な

10：詮索好きな
A. 好奇心旺盛な
B. 賢い
C. おせっかいな
D. 無関心な

男性と女性
一般に、男性は女性よりも全体的な空間能力に優れ、女性は男性よりも言語的推論能力に優れると思われている。しかし、最近の研究を信用してよければ、言語能力の性差は無視できるようだ。「ボブはビルよりも重く、ビルはジョンより重い。最も重いのは誰か？」といった直線的な三段論法を解くというように、空間的処理を必要とする問題が言語的推論テストに含まれていると、男性のほうが女性よりうまく解く傾向もある。とはいえ、科学者はさらに研究が必要だとしている。

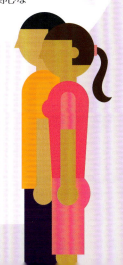

言語と知能

流動性知能と結晶性知能は一般知能の要素だ。流動性知能は混沌としたものの中から意味を見つけて新たな問題を解決する能力である。結晶性知能は一生かけて蓄積される知識や能力のことで、慣れた作業の実行に使われる。言語はこれらにいったいどうかかわっているのか？ 子どもは流動性知能を使って両親が話した言葉の意味を理解し両親と意思疎通するようになる。思春期になると文法や構文のルール、言語のあらゆるニュアンスが結晶化する。この時期に新たな情報や能力を刷り込むおもな脳野が小さくなる。だから言語を学ぶのは若いときのほうがたやすいのだ。

バイリンガル脳の開発

大人になってからでも新たな言語の習得は可能である。それどころかおすすめだ。言語や楽器演奏の習得は神経細胞を作動させ、活発な脳の維持にもってこいの方法だからだ。初めての情報を脳に処理させて新しい接続をつくらせるので、こういう活動は脳を使う。外国語を学ぶのも加齢のダメージから脳を守るのに有効だ。研究によると、バイリンガルの人は母国語しか話さない人より加齢による知的退行が起こりにくいそうだ。

トピック：言語と知能

とっておきのヒント
ここに言語能力向上の極意を集めた。

- いろいろな職業の人としゃべろう。家族、友人、職場の同僚を越えていろいろな人と話そう。好奇心を持とう。質問をしよう。会話中はナノレベルの接続が生じるから、思慮深い会話は認知能力全体を高める。授業で学習ツールとしてディスカッション形式が広く用いられているのもそのためだ。

- 弁護士や政治家など、達人の演説を聴こう。論旨の流れに意識を集中しよう。こういう専門家は言葉を使いこなす力に基づいた高度な思考力を持っていて、要点を効果的に表現できることが多い。

- 読書量を増やそう。少し難しい素材を選んでさらに能力を伸ばそう。古典や詩を選んで、新しい言葉や新しい創作スタイルや独創的な思考のしかたに触れよう。ただ、読書そのものは受動的な活動なので、よく知らない言葉は覚えておいて、後で辞書を引こう。根気があれば、各章の終わりに「誰が」「何を」「どこで」「どうやって」「なぜ」と自問自答しよう。理解力が上がるにつれて、あなたは自然に文章と対話するようになり、それが批判的思考力を発達させる。

- 考えを声に出して言おう。思考を言葉にすると左脳を使うのみならず、抽象概念や比喩やその他の記号が具体的な形をとるようになる。

- 日記をつけよう。毎日、毎週、日記を書くことで表現力が磨かれ、言語能力全体に波及効果がもたらされる。

- 言語パズルを毎日しよう。回文、判じ絵、言語的類推、クロスワードパズルの完成といったゲームやエクササイズは言語能力を維持する（p.130〜137を参照）。ゲームを組み合わせて包括的なトレーニングを自分に課そう。

- 星占いを手当たりしだい批判的に読もう。何座でもよいし、占いを信じようと信じまいとかまわない。情報の要点を拾い出して要約を試みよう。ものすごく分析的になって、星占いが何か具体的なことを明らかにしているかどうか自問してみよう。

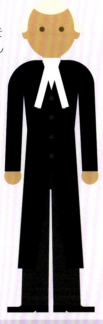
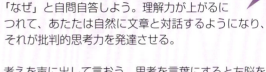

発話流暢性

語彙を増やすと知能は上がる。単純明快だ。平均的な人が会話で使う語彙数は約1000語だが、脳には300万語以上インプットできる。だから向上の余地は膨大にあるわけだ。語彙が広いほど、会話や読み書き中の細胞間相互作用の発火による、脳への刺激も大きくなる。

語彙の広さは、授業でもビジネスでも社交の場でも強みになる。複雑なことも的確に考えられるからだ。発話流暢性は、プレッシャーの中でさっと考え、強いられても落ち着いて話せるという一石二鳥の恩恵をもたらす。

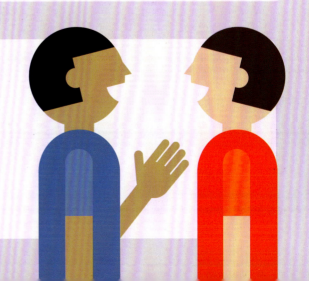

→ 言葉のエクササイズ

ここにあるのは言語能力を磨くのに役立つ選りすぐりの楽しい練習問題だ。視覚と言語的推論を同時に使う問題だ。

4. 連想ゲーム

このゲームはペアで行う。思いつきで単語を書いた紙片を折り畳んで箱に入れ、向かい合って座ろう。
順番に単語を取り出して連想ゲームをする。たとえば、「ボート」でひらめくのは「帆」「海」「櫂」などだろう。途中で止まったり、ためらったり、同じ単語を繰り返したりしてはいけない。誰もルールを破らずにどこまで続けられるかやってみよう。

5. 色つきだから

できるだけ速く、単語を読まずに印刷色を言おう。これは左右両脳を使うエクササイズで、あなたがどうにか注意力を操って、ある反応をしないで別のことを言おうとすると、ニューロンが言語野と視覚野のチャネルを切り替えようとする。

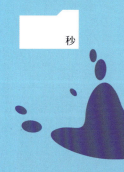

秒

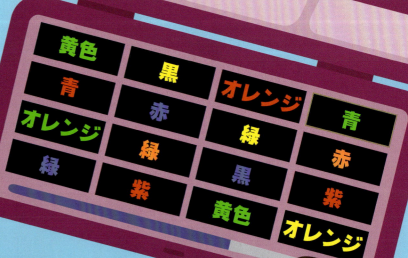

6. 言葉ころがし

関連語リストに単語をいくつか追加しよう。思いつくままでいい。
4の連想ゲームに比べて答えはどうだろうか？ 答えを書くという身体的
行為は連想に影響する？ テーマにこだわって連想した？ それとも
「セル」が「ドラゴンボール」に、「滴」が「雨」になるなど、
連想が広がっていった？

A：クラス　机　先生

B：草　土　虫

C：脳　ニューロン　セル

D：ライオン　しっぽ　爪

E：ペンキ　キャンバス　ポット

F：カップケーキ　アイシング　滴

G：ボタン　指ぬき　縫う

H：月　彗星　衛星

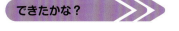
できたかな？

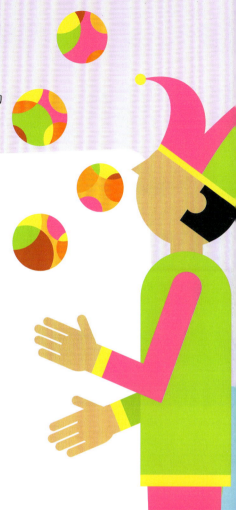

7. 言葉のはしご

最初のものから最後のものを連想でつないでみよう。このゲームは所定の目的地に到達するのに言語能力を使わなければならないから、4の連想ゲームよりも要求が厳しい。

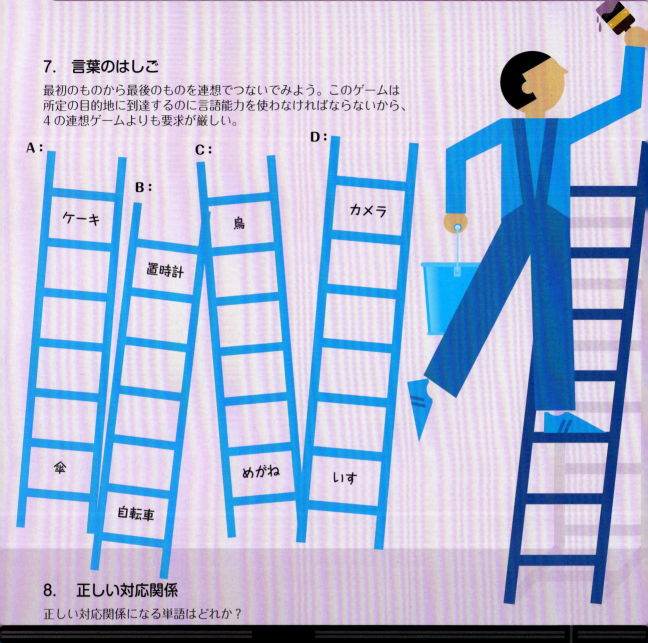

A：ケーキ … 傘
B：置時計 … 自転車
C：鳥 … めがね
D：カメラ … いす

8. 正しい対応関係

正しい対応関係になる単語はどれか？

A：来る−行く、到着−…	B：腕−手、脚−…	C：右−左、下−…	D：バラ−花、犬−…
終着駅	足	地面	猫
空港	爪先	上	人間
倉庫	足首	天井	動物
出発	足の裏	地下室	子犬

9. 寄宿生活

A: アンドリュー(A)、ブルース(B)、キャロライン(C)、デイヴィッド(D)、エマ(E)、フィオナ(F)、ジョージ(G)、ハリエット(H) は大学のとき学生寮に住んでいた。下の図のように、ときどきみんな寮が変わった。

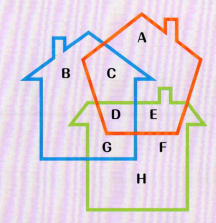

1. すべての寮に住んだ人は？

2. 寮1（緑）と寮2（青）に住んだが寮3（赤）に住まなかった人は？

3. 1年間寮1（緑）に住んだ人は？

4. 寮1（緑）から寮3（赤）に引っ越した人は？

B: 翌年、全員の寮が変わった。右上の図は当時のようすである。

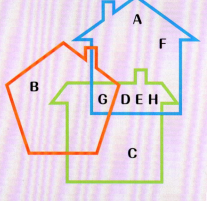

5. 一年中寮2（青）に住んでいた人は？

6. すべての寮に住んだ人は？

7. この年、ブルースと唯一同じ寮だった人は？

8. ほとんどの学生が住んだ寮はどれ？

C: 最終年、また全員の寮が変わった。下の図は当時のようすである。

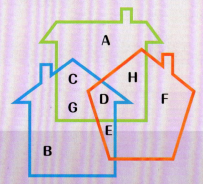

9. すべての寮に住んだ人は？

10. 寮2（青）と寮3（赤）に住んだが寮1（緑）には住まなかった人は？

11. 3年間ずっとアンドリューと同じ寮だった人は？

12. アンドリューと住んだことがない人は？

解答は p.182

10. 変わり者を探せ

一つだけ他と異なるものはどれか？

A：
車
バス
列車
大型トラック

C：
トラ
チーター
ヒョウ
ジャガー

E：
トマト
ニンジン
キャベツ
ホウレンソウ

F：
クラヴィコード
スピネット
ハープシコード
クラリオン

B：
ベレー
フェズ
キャップ
ストッキング

D：
岩
丸太
巨礫
砂利

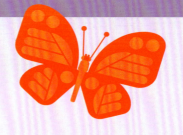
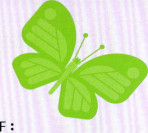

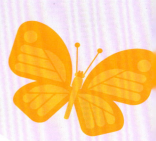

11. 文章校正

今は校正がとても楽になった。パソコンで書いているとワープロソフトが誤字脱字を自動チェックして、自動で修正したり赤の波線で教えてくれたりする。でも、誤字脱字を見つけるのは意外にたいへんだ。私たちは文字という部品の寄せ集めではなく完成パターンとして単語を見るからだ。つまり、間違っている単語を正しく認識する傾向があるということだ。ふだん文脈情報をたよりに個々の単語を認識して読んでいることもある。次の一節の誤りを全部指摘してみよう。

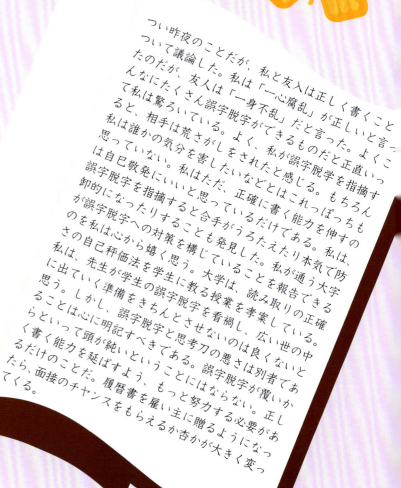

つい昨夜のことだが、私と友人は正しく書くことについて議論した。私は「一心腐乱」が正しいと言ったのだが、友人は「一身不乱」が正しいと言ってあんなにたくさん誤字脱字ができるものだと私は驚ろいている。よく、私が誤字脱学を指摘すると、相手は荒さがしをされたと感じる。私は誰かの気分を害したいなどとは思っていない。私はただ、正確に書く能力を伸ばすは自己啓発にいいと思っているのだ。もちろん誤字脱字を指摘すると合手がうろたえたり卸的になったりすることも発見した。私は、のを私は心から嬉く思う。私が通う大学が誤字脱字への対策を構じていることを報告できさの自己稗価法を学生に発見した。大学は、読み取りの正私は、先生が学生の誤字脱字を孝案している。に出ていく準備をきちんとさせないのは、広い世の中思う。しかし、誤字脱字と思考刀の悪さは別者であることは心に明記すべきである。誤字脱字が覆いからといって頭が純いということにはならない。正しく書く能力を延ばすよう、もっと努力する必要があるだけのことだ。履暦書を雇い主に贈るようになったら、面接のチャンスをもらえるか杏かが大きく変ってくる。

12. 穴埋め問題

リストから正しい単語を選んで、各文を完成させよう。

1. 猛打
2. 消防士
3. 攻め
4. 広げる
5. 伸ばす
6. 科学者
7. 魅了

A：私たちの飼い犬、ジャスパーは、………が鍵を壊して窓から中に入るのを見て吠え始めた。ジャスパーは私たち全員を家から閉め出していた。

B：詩人は優美な声をしていた。彼女は自作の美しい詩で私たちを………していた。

C：「美は見る人の眼の中にある」のなら、なぜ雑誌はレタッチした画像……を続けるのか？

D：雄鶏は首を………ことができなければ啼けないのは事実だ。

E：私たちはジムに視野を………ようにと言っている。

F：ボクサーは対戦相手を………して勝った。

G：イアンは駆け出しの…………のとき、首のところまで白衣のボタンを留めていた。

13. なぞなぞ

抽象的な情報から答えを出すのを楽しもう。いろいろな可能性を考えて。

A：私は聞いてはもらえるが見てもらえない。一旦出かけると二度と戻らない。あなたが私に気づけば、あなたには私の出身地がわかる。私は誰？

B：砂糖が入ったカップが3個あり、あなたが1個引くと、あなたは何個カップをもっていることになる？

C：囚人が有罪になり、刑を宣告されることになった。裁判官は囚人の言語的推論の力を試すことにし、囚人に言った。「文をつくれ。その文が真であれば懲役4年、偽であれば懲役6年とする」。囚人はちょっと考えて答えた。すると裁判官は彼を無罪放免にした。囚人は何と言ったのだろう？

D：私は鳥獣草木あらゆるものを貪り食う。私は鉄をかじり、鋼鉄を噛み切る。硬い石を粉々にする。私は王を死に至らしめ、町を荒廃させ、高い山すら破壊する。私は誰か？

解答は p.182〜183

読 解 力

読解力は言語発達の重要な要素である。文章の読み取り能力は脳に対していろいろな働きかけ方をするので、認識力、推論力、問題解決力、その他の認知能力を向上させる。この能力は幼少期に手ほどきを受け、学生時代に伸ばし、職業生活と日常生活で応用する基本技能だ。読解力評価法として代表的なものに、文章の一節についての問答がある。ここにあるエクササイズはありふれた日常的状況からの論理的推論力を試すものだ。答えは読解力の指標となる。

読解に適した目

読解ではうまく読むことが求められるが、それはさっと簡単に単語を認識する能力にかかっている。情報は視覚路を通って転送されるので、ここでは目が重要な役割を果たす。日本人の平均読書速度は400〜600字/分である。それより遅いと、表現されている考えを理解することよりも個々の単語や文章を読むことに力が入ってしまうので、意味を読み取る能力を発揮できなくなる。

14. 夏休みのバイト

次の一節を読んで、後の質問に「正しい」「間違っている」「どちらともいえない」で答えよう。

> 郵便局は休暇中の学生の採用を有益だと考えている。終身雇用の局員もこの時期に休暇を取りたいと思っている。また郵便局は、業務繁忙の休暇シーズンに職員を増やしたいことも少なくない。休暇中の雇用は、卒業後に有能人材として郵便局に求職したい学生をひきつけもする。郵便局を極力しっかり知る機会を確保して学生の終身雇用への関心を育む。郵便局が学生に支払うのは固定給で、一般的な有給休暇や傷病休暇はつかない。

A： 休暇中の終身雇用局員は、学生に自分の仕事をしてもらえる可能性がある。

B： 休暇中雇用される学生は、正職員と同じ有給休暇をもらえる。

C： 学生は、郵便局の通常の懲罰規則に従う。

一般的な読解法

- まず、途中で止めずに全体を読み通し、全体的な要点を理解する。
- 読んできた内容をたどって、終始一貫していることを確かめる。
- おもだった箇所にマーカーを引く。
- 予想や予測をして文章と対話する。

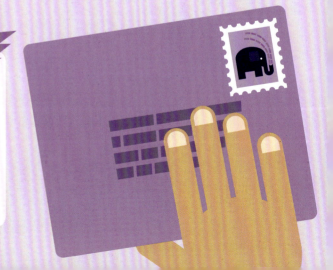

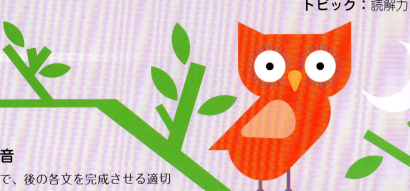

15. 生活の中の音

次の一節をよく読んで、後の各文を完成させる適切な答えを選ぼう。

村の通りを歩いていたら、遠くで消防車のサイレンが聞こえた。振り向くと他にも同じ方向を見ている人が二人いた。

私の村では、緊急車両の音はみな瞬時に注目を集める。

都会人は逆に雑多な音にさらされて鈍感になっているので、遠くでサイレンが聞こえてもほとんど注意を払わない。

何年も前に町で働いていたときは私もそうだった。机の前に座っている間、窓が大きく開いていても、私が音に気を留めることはまれだった。

村の自宅では事情はまったく異なる。寝ていても、はるか上空を飛んでいく飛行機の音で目が覚める。

私の心をざわつかせるのはもっと静かな音だ。時おり夜中に階下で引っ掻くような音がする。小さなきしみも聞こえる。すると、想像力が働き始める。過去25年間ずっとである。よくわからないが、なぜ昼間はこういう音が聞こえないのだろう？

私には気分が乗る音と乗らない音といううまい考えがある。犬の吠え声は好きではない。それに悩まされたことはないが、今も噛まれたときを思い出し、吠え声を聞くたびに掌に汗をかき始め、体が強ばる。

タイプライターのキーが紙を叩く音は楽しい。私は書き物をすることが多いので、タイプライターの音に耳を澄ますことができる。

1. 村で消防車の音がすると村人は…
A：火事だと思う
B：顔を見合わせる
C：その音に注意を払う
D：道路の横断を止める

2. 都会の人は…
A：緊急事態を気にしない
B：サイレンに慣れている
C：音に惹かれている
D：大きな音が聞こえない

3. この作家は…
A：窓際で寝る
B：夜に聞こえる音の原因がわからない
C：幽霊を信じている
D：飛行機に興味がある

4. この作家の夜の音の受け止め方は…
A：ありもしない音を想像している
B：微かな音を誇張している
C：扉が閉まる音を想像している
D：音を認めることを拒んでいる

5. この作家が犬の吠え声を好まないのは…
A：感動させるものではないから
B：幸せな時代の自分を思い出させるから
C：緊張させるから
D：あまりにも騒々しいから

6. この作家が楽しいと思う音は…
A：硬貨が歩道に落ちたときの音
B：自分が打っているタイプライターの音
C：注意をひきつけるものなら何でも
D：足音

7. この作家は、自分の生活の中の音は…と考えている。
A：惨めな思いをさせる
B：音に敏感になっているので、今はうるさい
C：いい音とそうでない音が混じり合っている
D：一番感動するから、夜聞こえるものがいい

解答は p.183

言葉と絵

歴史家によると、連続した絵を用いる物語技術は人類最古の文明までさかのぼるそうだ。しかし、言葉と絵を併用した物語形式の出現はずっと後のことだ。アメリカ漫画の形式は20世紀初頭に生まれ、吹き出し、登場人物の頭上に点滅電球の絵をつけて名案を表す、独特の活字記号でののしりを表すといった工夫が生まれた。最初の漫画本は、バック・ロジャーズ、ターザン、ファントム、タンタンの冒険といった新聞連載漫画のアンソロジーだった。有名な漫画家ウィル・アイズナーは生前、「コマ漫画」との対比で漫画本を「シーケンシャルアート」と呼んだ。長年にわたり多くの教育機関が言語的推論力・読解力の育成にコマ漫画を使っている。言葉と絵の併用に私たちはよく反応する。視覚的なものが溢れかえる世界で私たちはどんどん画像通になっているから、コマ漫画は楽しくて効果的なリテラシー向上法になる。漫画を1コマずつ切り離してシャッフルしてから復元すると楽しいエクササイズになる。まったく別の話になるコマの並べ方もあるかもしれない。

解答は p.183

16. 犬の日常

吹き出しのせりふを全部抜き出した。絵をヒントにして、話の筋が通るよう、正しいせりふを当てはめてみよう。

- 都会で遊ぶの楽しいな！
- 変なわんころ！
- 行儀よくね、オルカ
- うん、いつもどおりね
- ワンワン！
- その後...
- ミネラルウォーターください、氷なしで
- いい日だった？
- さぁ、行こう...
- しばらくして...
- ワンワン！
- 学校に行ってくるね... いい子にしてるんだよ！
- クレイジー犬！
- ある朝のこと...
- 努力するけどいつまでもつか
- そろそろ時間だ...
- さらにその後...
- いつもいい子にしてるでしょ

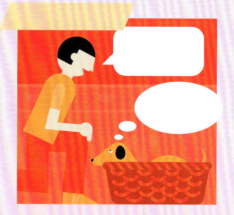
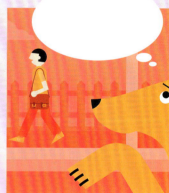
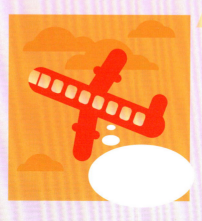
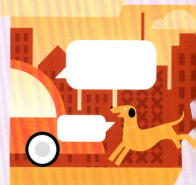

言語型？ 視覚型？

機能的磁気共鳴造影法（fMRI）という脳スキャン技術を使った最近の心理学研究で、自分は言語型学習者ではなくて視覚型学習者だと思っている人は、言葉で提示された情報を視覚的なイメージに表現し直す傾向があることが明らかになった。視覚的認知スタイルの人ほど読解問題で視覚野が活性化した。

その研究によると、逆もまた真であるらしい。言語型学習者を自認する人が絵を見ると言語認知関連脳野が活性化することがfMRIでわかり、言語型学習者は画像情報を言語で表現し直す傾向があるようだ（p.125を参照）。

こうした知見を踏まえて研究が進めば、認知スタイルが個人的素因なのか、後天的に学習できるのかを究明できるかもしれない。どれだけ柔軟に使い分けられるかにもよるが、教育者は両スタイルを使い分けて学習を改善できるかもしれない。

視覚型か言語型か、どちらの学習スタイルをとりやすい性分であるかが子どもの知識吸収のうまさや大人の日常生活における推論のしかたに影響するという考え方は昔からある。

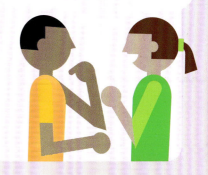

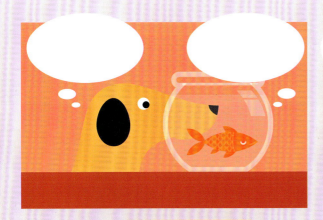
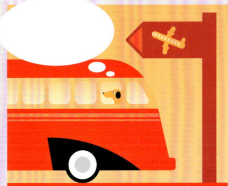
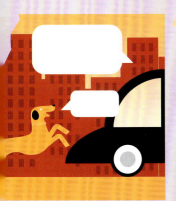
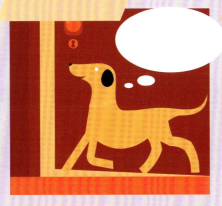
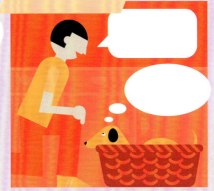

→ 物語を創作する

物語は考えや発想や感情を表現する言葉の力を示す古代の口承技術である。人間は物語によって情報を広め、知恵を授け、自他の文化史を学んできた。物語はあらゆる年齢、あらゆる人種の人々とつながるために広く使われるツールである。

物語は意味論（言葉の意味）的・構文論（言葉の構造）的・音韻論（発話音）的言語能力などの強化育成ツールとしてもきわめて有効だ。物語は意思疎通プロセスの全重要要素を趣のある言葉づかいで育成する。物語は傾聴能力を高め、言葉による表現力を深め、読解力を高め、心象を生み出し、言語的推論能力を刺激する。物語は最高の総合的言語能力増強法だ。

このことを手がかりにして、創作能力をテストする二つのエクササイズでこの章を締めくくるとしよう。

17. 小さな冒険

60 語以内で作文しよう。

ここにある六つの素材を自由に使おう。

車　リンゴ　ボート　馬　水　棒

トピック：物語を創作する

18. 話の種

このエクササイズは 17 の発展形である。前回よりも素材が増えている。三つの素材セットをいろいろに使ってそれぞれ 250 語の話を書こう。

A：グループ 1
B：グループ 2
C：グループ 3
D：グループ 1＋3
E：グループ 2＋3

グループ 1

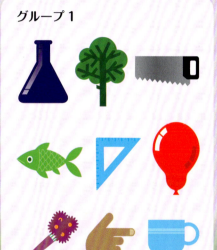

グループ 2

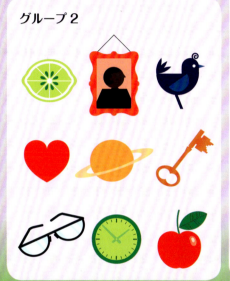

グループ 3

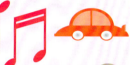

知ってた？

人間には生まれつき何からでも話をつくる傾向がある。感情移入して他人の身になれることは高次欲求の一部で、社交や共同生活に不可欠だ。心理学者はこれを心の理論と呼んでいる。有名な 1944 年の研究はこの傾向をみごとに実証している。心理学者が正方形の周りを一対の三角形と一つの円が動いているアニメーションを参加者に見せ、何が起きているかと尋ねると、参加者は図形に意図や動機があるかのように「円が三角形を追いかけている」と答えた。その後の多くの研究で、人間には自分の周りで目にするものなら何からでもキャラクターや物語をつくりたがる傾向があることが確認されている。重要な社交能力の実験の場として架空の物語の世界が役立つと考える心理学者もいる。

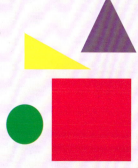

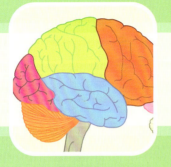
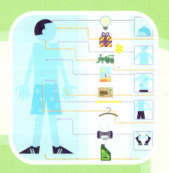
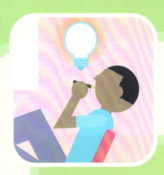
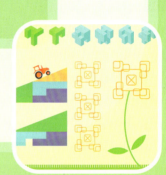
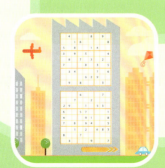
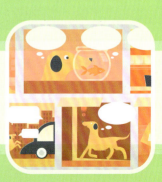

7章
心身相関

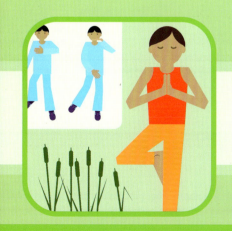
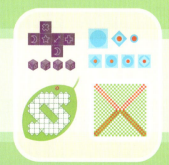

健全な肉体、ストレスに強い脳

健康維持には運動が必要だ。これには誰も異を唱えないと思われるが、その点、脳はどうだろう？古代ローマ時代から知られていることわざに「健全な肉体に健全な精神は宿る」がある。ローマ人は大事なことを言わんとしていたようだ。なぜなら、運動すると健康かつ幸福でいられることは周知の事実だが、運動は脳の健康維持にもとても有効な方法であるということが、研究でどんどんわかってきているからだ。

科学的研究の証明を待つまでもなく、実際、そうでなかったら驚くべきことだろう。朝5分間のジョギングでも、運動は脳を含む全身の血行を改善し心拍数を増やす。年をとるほど、運動の効果は顕著に現れるようになる。定期的に運動する50代の人は、座ってばかりいる生活をしている人よりも一般に記憶力がよく、集中力が長続きする。60代まで積極的に身体を動かす人は認知機能が衰えにくい。加齢による認知症には、知的刺激の欠如だけでなく運動不足からくるものもあるからだ。

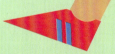

有酸素運動とは？

歩行、ジョギング、ダンスなど、心拍数を15分間以上、最大心拍数の60〜80％まで上げる運動は有酸素運動である。有酸素運動をすると、血管系を通じて心臓が送り出す酸素を肺がたくさん吸い込める。有酸素運動中は会話もできるはずだ。運動は久しぶりだという場合はエクササイズプログラムを始める前に精密健診を受けよう。

必要な運動量は？

世界保健機関（WHO）のガイドラインは、軽いジョギングなどの適度な運動を1日30分以上することを勧奨している。しかしながら医療従事者の大半は、短時間集中型の激しい運動か、長時間ストレスの少ない緩やかな運動のほうが健康にいいと考えている。身体をしなやかにするストレッチや、筋力と筋肉の調整力を改善する「健康体操」を加えてもいい。

はじめに：健全な肉体、ストレスに強い脳

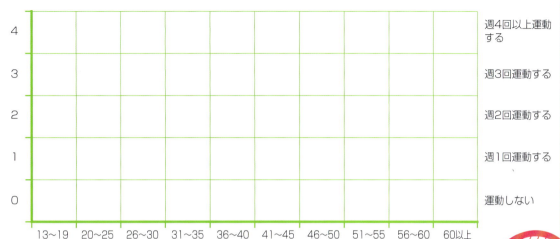

運動歴を評価しよう：過去から現在まで

運動量（30分以上）を0～4点で自己評価してグラフにしよう。10代で週2回テニスをしていたら2、週1回ジョギングしていたら1と書き込もう。今はまったく運動をしていないなら0と書き込もう。全年齢区分のスコアをつけよう。各区分のスコアを比べるとどうなるかな？ 多くの人は、年齢とともに運動量が自然に減る傾向を示すのだが、心身の健康を保つには、運動を続ける努力が必要だ。

運動は脳にどう作用する？

有酸素運動は、どんなものであれすべて、最高の脳血流改善法だ。血流の増加はとくに前頭葉の働きを助ける（p.14）。前頭葉は情動の制御と頭脳の明晰さに重要な役割を果たしている。これは、意思決定、注意、イニシアティブをとる、ものごとのなかにユーモアを見出すといったことのための思考処理に使われる部位だ。残念ながら、これは老化プロセスの矛先を感じる脳部位でもあり、年とともに物忘れが増えた、物分かりが悪くなった、言葉が出てこなくなったと感じさせるのもここである。

運動がこのような衰えに効くしくみは、次のとおりである。

1. 既存の脳神経細胞に対して肥料のような働きをするBDNF（脳由来神経栄養因子）という化学物質をつくり、新たなニューロンとシナプスの成長を促す。
2. 脳内セロトニンを増やす。この脳内化学物質は細胞増殖を助け、気持ちを肯定的にする。
3. 微小な毛細血管を新たに発生させて、老化プロセスによって枯渇してしまう恐れのある脳細胞に栄養を供給させる。
4. 神経幹細胞の増殖を増強する。踏み車で1日1時間運動させたマウスの研究で、運動したマウスは細胞数が運動しないマウスの2倍あり、頭の回転が速いことが証明されている。

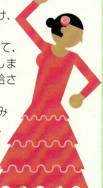

身体刺激法

仕事の日に一日中エネルギーレベルを保つのは難しい。ある時点で疲労に襲われ、脳が朦朧として冴えた思考はもう無理、と感じるのではないだろうか。すると多くの人はコーヒーを飲んだりチョコレートバーを食べたりしてカフェインや砂糖の摂取でエネルギーレベルの回復を図る。しかしそれは不健康だし、短期的な解決策でもある。別のエネルギーレベル復活法は数分間の簡単な運動だ。すると血液の循環がよくなり、たちまち覚醒状態になる。とても効き目のある身体刺激法をいくつか紹介しよう。

ウォーミングアップ

どんなスポーツでも、たいてい身体を動かす前には「ウォーミングアップ」をする。スポーツ選手は、身体の調子を整えるためだけでなく、神経を集中させて「筋肉記憶」を呼び出すためにウォーミングアップをする。テニスならラリーによって心身が同期し、試合で必要なさまざまなストロークや動作を思い出す。この脳と筋肉の相乗作用は失敗やけがを減らす。ウォーミングアップの別の大きな効用は、緊張を解き集中力を研ぎ澄ますのに役立つことだ。

1. 単に歩く…または階段を駆け上がる

軽いウォーキングは血液の循環をよくし、脳に届く酸素とブドウ糖の量が増えるので良い刺激になる。激しい運動ではないから、他の運動とは違って足の筋肉が取り込む酸素とブドウ糖の量は増えない。だからウォーキングが「頭をクリアにする」のかな？
ウォーキングの時間がなければ階段を登ろう。心拍数がもっと速く上がって血液循環がよくなる。会議や試験の前にもってこいの刺激だ。

テクニック：身体刺激法　147

2. クロスクロールでウォーミングアップ

1. 普通か少し速めの速度で足踏みをする。
2. 右ひじまで左ひざを持ち上げ、5〜10回繰り返す。
3. 今度は左ひじまで右ひざを持ち上げ、同じ動きを繰り返す。
4. 一定のリズムで1分間、続ける。

クロスクロールは、両脳を速やかに作動可能にする簡単で効果の高いエネルギー注入術だ。左右のエネルギーの切り替えは安定感と思考の冴えと両脳の連動の向上に有効だ。

3. 体側ウォーミングアップ

1. 左腕と右脚を上げて左側に少し身体を倒す。
2. 姿勢を元に戻す。今度は反対側の右腕と左脚を上げて右に少し身体を倒す。
3. あまり負担をかけないで、1分間、一定のリズムで運動を繰り返す。

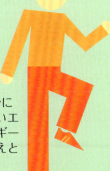

4. お手玉

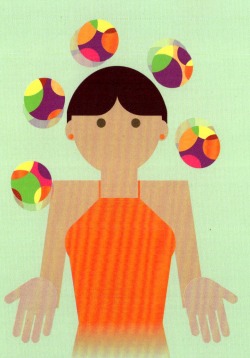

ちょっと笑っちゃうかもしれないが、お手玉は毎日のハードワークのストレスから脳を解放する有効な方法だ。この小器用さがいる遊びを見くびってはいけない。お手玉は手と目の協調能力を高めるし、ある大学の研究によると脳力も増強するようだ。

5. K-27点のマッサージ

鎖骨に指を置き、中心に向かって内側に滑らしていくと突起で指が止まる。2、3cm下に指をずらすとたいていくぼみがあって、指が落ち込むはずだ。そこがK-27点である。何なら手を交差して、息を鼻から吸い口から吐いて呼吸しながらK-27点を軽く叩いたりマッサージをしたりする。これを約20秒間続けよう。片手の場合は親指と他の指で両側のK-27点を叩く。定期的にK-27点をマッサージしていると、心なしかエネルギーがみなぎり、思考が冴えてきて、目がよく見えるようになるはずだ。

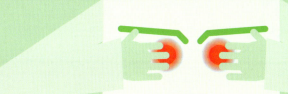

ストレス度

人が生活のプレッシャーに押し潰され対処できないと感じ出すと、ストレスが溜まる。ストレスは心理的要求の認識であり、それが身体の健康に波及するわけなので、ここでのキーワードは「感じる」だ。ストレスは創造力と記憶想起力を鈍らせる。ストレスは必ずしも悪いものではない。集中し続けるには適度なストレスが必要で刺激を感じる必要があるが、それが大きくなりすぎて管理できなくなると逆効果で、健康を損なう恐れもある。グルタミン酸という化学物質が脳内に送り込まれるのだが、これが有害になることがある。要求過多のために疲れてしまうと人は自信を失い、落ち着かなくなり忘れっぽくなって、ものをなくしたり会話を誤解したり人に辛く当たったりするようになる。過度のストレスは心身の効率を悪くする。

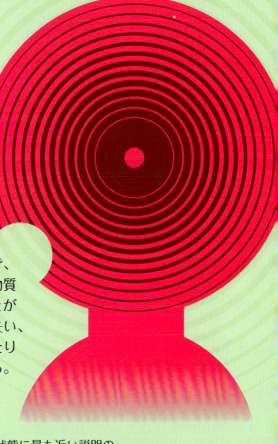

心身チェックリスト

穏やかなストレス解消法の紹介に入る前に、現在のからだの状態に最も近い説明の欄にチェックを入れて、リストを完成させよう。

	非常に緊張している	かなり緊張している	かなりリラックスしている	非常にリラックスしている
顔				
額				
首筋				
肩				
胸				
背中				
胃				
鼠径部				
尻				
脚				
足				
腕				
手				

身体ストレス解消術

「非常に緊張している」や「かなり緊張している」にたくさんチェックが入っていたら、ストレスの調節法を見つける必要がある。漸進的筋肉弛緩（PMR）法は評判がよく、多くの人が使っている。要は緊張感を誇張して心身をほぐしやすくする方法で、身体各部の筋肉を順に約20秒間、痛くなるまで緊張させてから緩める。血液がそこに流れ込んで暖かい感覚を生み、緊張が解けて穏やかになる。PMRには寝つきをよくする効果もある。

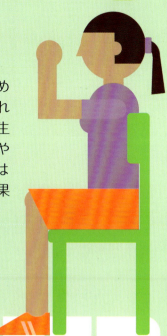

PMRプログラム

いすに腰掛けて背筋を伸ばし、両足を地面にしっかりつける。
次の順にエクササイズする（20秒間緊張させること）。

1.	右手と前腕	拳をつくってしばらくそのままにしてから放す。
2.	右上腕	腕を曲げ、「力こぶを緩めて」から放す。
3.	左前腕	拳をつくりしばらくそのままにしてから放す。
4.	左上腕	腕を曲げ、「力こぶを緩めて」から放す。
5.	額	眉を上げてから緩める。
6.	顔	眉間にしわを寄せてから力を抜く。歯を食いしばって口角を引いてから力を抜く。
7.	肩と首	首の後ろで手を組み、静かに頭を押しつける（頭の位置は変えない）。肩を上げて頭を押しつける（見上げないで、頭は水平に）。肩を上げたままにしたのち、力を抜く。
8.	胸と背中	深く息を吸って止める。脱力すると同時に胸から息を吐き出し、普通に呼吸する。
9.	腹	腹筋を締めてから（つまりお腹を引っ込めてから）、緩める。
10.	右ふともも	床に右足を押しつけて（いすが後ろに傾かない程度でよい）から放す。
11.	右ふくらはぎ	右のかかとを持ち上げてから放す。
12.	右足	つま先を曲げてから放す。
13.	左ふともも	床に左足を押しつけて（いすが後ろに傾かない程度でよい）から放す。
14.	左ふくらはぎ	左のかかとを持ち上げてから放す。
15.	左足	つま先を曲げてから放す。

東洋風エクササイズ

東洋人は数千年前から身体と心と生命力を調和させるあらゆるテクニックを使いこなしている。西洋医学はこれまで座禅や太極拳やヨガなどの東洋療法に懐疑的だったが、古代東洋の僧侶が本当に血圧を下げて呼吸を遅くし、筋肉の緊張を解いて頭の中をクリアにする方法を知っていたことは、脳スキャン技術による科学的研究で続々と裏づけられている。めまぐるしい現代、人はさらに大きなプレッシャーに曝されている。身体は通常、ストレスに反応してコルチゾールなどのストレス応答ホルモンを放出する。これが全身に回り、知らないうちに海馬の神経細胞の新生を遮断する。ストレスホルモン量の調節に瞑想エクササイズが効くことは、今は周知の事実だ。

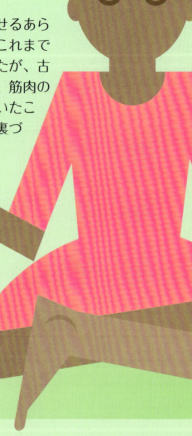

禅

禅は禅宗信仰の核となっている行である。その目的は精神集中で、ときにはマントラや音や呼吸を使って絶対的な平静を促す。瞑想者はじっと座って単純なお経に意識を集中させることで、頭の中にしまいこんだ雑念、すなわち否定的な思考・感情・感覚を捨て、すっきりさせる。この精神状態はしばしば「念（気づき）」と呼ばれる。

毎日瞑想している西洋人は約10万人いる。テクニックは多種多様だが、要は思考の流れを自覚し、何か考えが浮かんできても頓着しないで流してしまう。経験的データによると、禅による瞑想はうつ病の症状を軽くする効果があり、睡眠の質を改善するそうだ。

瞑想状態に入る

立つ、座る、どちらでもかまわないが、常に背筋をしゃんと伸ばした良い姿勢をとることが大切だ。瞑想の目的は頭の中から気を散らすものを消去して、「無心」つまり「何も考えない」状態になることだ。そうなるには、五感でする経験について考えたり連想したりしないで、五感自体に意識を集中する必要がある。突然音が聞こえたら、音のことを考えるのではなく、とにかく音に耳を澄ます。瞑想状態に入ったとたんに、脳波パターンは右前頭皮質からさらに穏やかな左前頭皮質に移るはずである。これが、ストレスや軽度のうつや不安による悪影響を減らす。

シンプルな禅をやってみよう

1. 静かな場所を見つける。
2. いすやスツールに腰掛けるか、クッションに座る。もたれかからずに背筋を伸ばす。
3. 鼻からゆっくりと息を吸い込み、吐き出す。
4. 目を閉じて、身体から力を抜く（背筋は伸ばしたまま）。
5. 呼吸に耳を傾け、呼吸のリズムだけを意識する。
6. ハミングするか、呼吸のつど「ムー…」と唱え、その音を保つ。ハミングの振動を意識する。「ドンマイ、ドンマイ、満足、満足」といったリズミカルな言葉やフレーズを繰り返す。
7. その言葉をささやくか、心の中で静かに唱える。
8. これを5分間続ける。さて今はどんな感じかな？

意識を集中させよう

ものに意識を集中することも瞑想になる。一つのものに全エネルギーを集中させることで、感覚、感情、思考、夢想、印象を誘う他の刺激を完全にシャットアウトする。意識があちこち、ふらふらしなくなり、落ち着いた状態になる。そうすると、あなたの心身全体から自然にストレスが消えていく。

→ 太極拳

太極拳は体操と意識の訓練を組み合わせた古武術だ。動きを重視することで、気持ちをゆったりさせ活力を全身に行き渡らせる効果がある。緩やかな動きへの意識集中で、平穏で落ち着いた精神状態がつくり出される。医学研究は、ストレス管理療法の一形態として太極拳の有効性を裏付けており、太極拳を定期的に行うと、くつろげて集中力が持続し、生産的になれるという。

太極拳効果のしくみ

太極拳家は、意識の集中と緩やかな動きが身体全体のエネルギーの流れを改善すると考えている。これは、怒りなどに誘発されて健康を損なう負のエネルギーとは逆の良いエネルギーであるという。

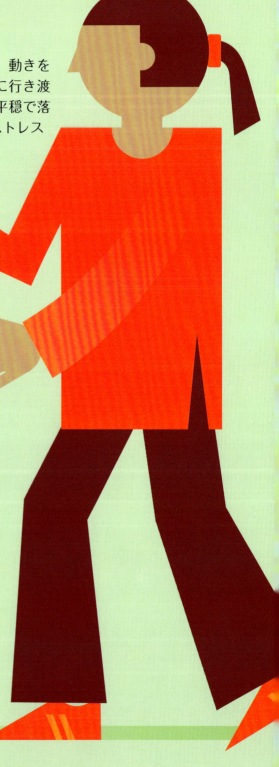

ちょっと確かめてみよう

1. 座って、無謀な車が割り込んできたときや職場の誰かが無理を言ってきたときなど、イライラや怒りを感じたときのことを考えよう。
2. 経緯や関係者を思い出そう。怒りや憤りがぶり返すのを感じるはずだ。
3. それによってどう身体が緊張したり呼吸が速くなったりするかを意識しよう。

過去の嫌な記憶を蒸し返すと身体に影響が出る。
では、次にこうしてみよう。

1. まっすぐに立って、肩の力を緩める。
2. 目の前で手を持ち上げ、動きと呼吸に集中しながら手首をゆっくりと回す。
3. 徐々に緊張が和らいで呼吸がゆっくりになるはずだ。

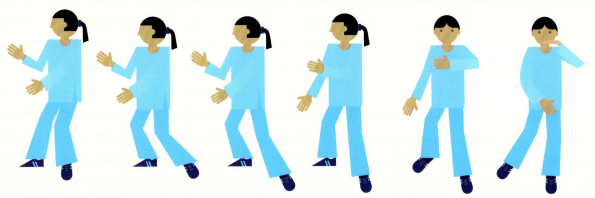

太極拳動作の流れ

太極拳をすることには数え切れないほどの利点がある。アメリカで行われた臨床研究で、一連の太極拳動作から選んだいくつかのとても簡単な動きをするだけでも、わずか8週間で精神的なバランスが改善し安らげるようになったという報告がある。太極拳は健康維持やある種の慢性病の管理に役立つ予防医学的な方法としても使える。太極拳は血液の循環も改善する。研究によると、パーキンソン病やアルツハイマー病などの神経疾患の患者も、定期的に太極拳を行うと恩恵を受けられるようだ。

鍼と脳

鍼は中国の古代療法で、さまざまな病気を治すために「気」と呼ばれる生命エネルギーが流れる特定の身体部位に施療者が細い針を刺す。全身に1500以上の「ツボ」がある。鍼治療は、おもな脳野の賦活を抑制する「鎮静化」作用でひどい憂鬱や痛みや欲求を抑えるために使われる。そのしくみは科学的に解明されているとは言いがたく、鍼治療の臨床試験はまだ結論に至っていない。しかし、fMRI（機能的磁気共鳴画像法）による脳スキャンで被験者を観察した研究は、鍼治療で特定の脳野の血流量が数秒で減ることを明らかにした。うつ病、摂食障害、依存症、疼痛の治療効果を認めた研究もあるが、鍼治療の有効性は偽薬効果で説明できるという批判もある。

有資格の鍼師による無菌針を使った鍼治療の安全性はおおむね受け入れられているが、「気」とその流路という考え方が現代的な生物医学の知見と合わないため、多くの医師は鍼治療をまったく認めていない。

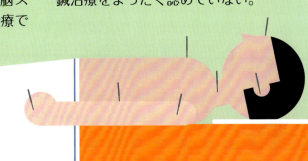

ヨガ

ヨガは五千年以上の歴史があるインド生まれの古式トレーニングだ。太極拳に似ているが、ヨガは呼吸法と姿勢と瞑想を組み合わせたものである。太極拳は動きの優雅さにエネルギーを集中させる柔術に分類されるが、ヨガは従来の体操に近い。ヨガは特定の姿勢を保って呼吸を整える。ヨガは神経系を鎮静させ心身を安定させると考えられている。ヨガはエネルギーの通り道を開いたままにして気の流れを保つので特定の病気を予防する、という実践者もいる。

ヨガは世界中で人気上昇中だ。ヨガは血圧降下、ストレス緩和、筋肉の協調性・柔軟性・集中力の向上、睡眠の質・消化の改善に用いられている。ある研究は、脳内ガンマアミノ酪酸（GABA：神経系全体で神経細胞の興奮を調節する重要アミノ酸）が定期的なヨガで増えることを発見し、GABAが減少するうつや不安障害の潜在的治療法としての研究を提案している。

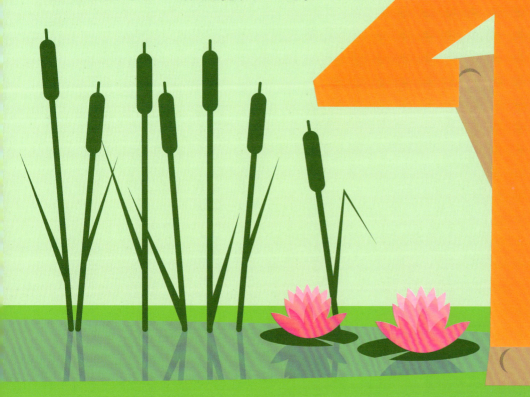

ヨガのポーズ

三つの基本ポーズをやってみよう。久しぶりに運動する場合は、徐々に身体をほぐして柔らかくする必要がある。まず健康診断や専門家の助言を受けよう。左からやさしい順に並べてある。

山のポーズ

このポーズは自信と肯定的な気持ちを高め、姿勢や血行の改善を促す。

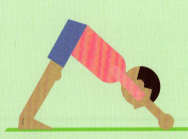

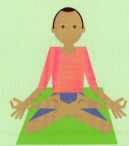

- 両足でまっすぐ立つ。つま先を扇形に広げ、足を伸ばすようにして床に押しつける。
- 太ももの筋肉が上に伸び膝頭が少し上がることを感じとる。
- 体重を均等にかけ続ける。お腹を引っ込め胸を膨らませて規則正しく深呼吸する。腕は脇につけたままにする。

下向きの犬のポーズ

血行をよくし、集中力を高める万能活力剤。

- 息を吸いながら四つ這いになり、つま先立ちになる。
- 息を吐きながら背骨方向にお腹を引っ込め、逆さまの「V」の形になるように骨盤を持ち上げ、図のような姿勢をとる。
- 腕と脚はまっすぐ伸ばしたまま（できる場合）、脇の下を向かい合わせにする。
- 規則正しく穏やかに呼吸しながら、お尻を押し上げ、かかとを後ろに伸ばす。20秒間この姿勢を保つ。

蓮の花

これはとても人気がある瞑想姿勢のひとつで、心を鎮め、バランスと調和を促す。

- あぐらをかいて座り、足の裏を上に向けて、かかとをできるだけお腹に近づける。背筋はまっすぐに伸ばしたままにする。
- ひざの上に手を置いて掌を上に向ける。好きなだけ長く姿勢を保つ。
- この姿勢をとっている間、頭は起こして目は閉じる。

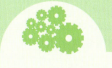

瞑想で最大化する脳

神経科医らが発見したところによると、ヨガや太極拳などの瞑想エクササイズ中には脳波パターンが変化して、神経細胞の発火パターンが同期する。額の左側後部にある左前頭前野は、瞑想に伴う脳活動がとくに活発な場所だということがわかっている。チベット僧のMRIスキャンで、瞑想によって注意と感覚の処理にかかわる前頭前野が実際に厚くなることが明らかになった。これは、定期的に瞑想する人の脳の構造が解剖学的に本当に変化することを裏付ける動かぬ証拠だ。

熱心に瞑想する人は、肯定的な感情を育み、安定した情緒を保って思慮深く振舞う卓越した能力も身につけられる。

睡眠と脳

元気回復には夜ぐっすり眠るのが一番だ。目を覚ますと再び活力がみなぎり、その日の課題に取り組む用意ができている。これは、脳組織も含めて損傷した組織を修復する成長ホルモンが睡眠中に放出されるからである。睡眠はその日の経験を「振り返り思い出す」ことで認知システムのギアに潤滑油を差してもいる。これが長期記憶への情報の搬送を助ける。睡眠は一日の明暗の周期に同調しており、目によって検出される「概日リズム」という体内時計を調節する。長距離フライトで時差ぼけになり、体内時計の再調整にしばらく時間がかかるのもこのためだ。

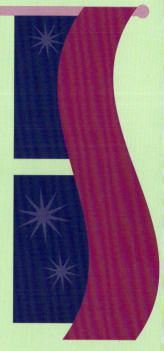

眠る量は？

必要な睡眠時間は人それぞれだ。夜5時間眠ればいい人も、9時間寝ないとだめな人もいる。自分の「マジックナンバー」を知って守ることが大切だ。さもないと生産性も情報の記憶処理能力も妨げかねない。睡眠不足は脳には多大な負担になる。睡眠不足の脳は効率が悪いことは研究が証明している。ある仕事でいつも活動している脳野に他の脳野の助けが必要になる。パンク車を走らせるようなもので性能はがた落ちだ。さらに、睡眠不足はストレスホルモンの量を増やし、大人の脳神経細胞の生成（神経新生）を減らしてしまう。

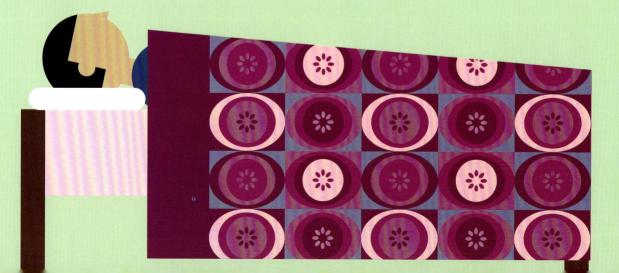

睡眠ステージ

睡眠中の脳には四つの活動ステージがある。体が突然びくっとするときはシータ波が出ている。それからデルタ波活動ステージがあり、ここで起こされても方向感覚はまるでない。睡眠中は90分サイクルでこの二つの脳波パターンが交替する。レム睡眠に入るのは、一見意識があるかのように瞼が動くときだ。それからフロイトが「負担が過剰になった脳の安全弁として働く」と表現した、夢を見ている状態がある。

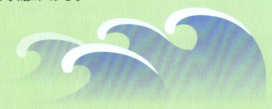

ぐっすり眠る秘訣

- 規則的な睡眠をとる。ゆっくり寝ていたい週末も体内時計に慣れよう。
- 就寝前のカフェイン、アルコール、ニコチンは避ける。これらはみな自然な睡眠パターンを乱す。
- 食事は規則正しい就寝時刻の3時間前までにとる。
- 毎日運動する。ただし、就寝時刻の直前は避けよう。
- 足湯やアロマキャンドルなどの入眠儀式をする。入眠前にリラクゼーション音楽を1時間以上聴く。
- 寝室は寝室として使い、勉強部屋やテレビの部屋にしない。
- 光や音を遮断する。
- 快適なマットレスと枕を必ず使う。
- 無理に眠ろうとしない。ベッドに入ってから15〜20分経っても入眠できないときは、何かして眠ることから気を逸らす。ベッドから出てノンカフェインのお茶を淹れたり、雑誌を読んだりする。

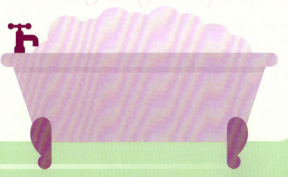

昼寝で軽く脳力リフレッシュ

昼食後などの昼下がりに眠気を感じたら、20分間仮眠をとろう。実際にできないことも多いかもしれないが、コーヒーを飲むより昼寝のほうが脳にいい。昼寝は脳の健康に良い。脳細胞をリフレッシュしていろいろな脳野を回復させるには昼寝が必要だ。脳が疲れていると作業能力が落ちる。仮眠はストレス解消剤としても優れている。6分の昼寝で記憶と問題解決テストの成績が上がったという研究もある。

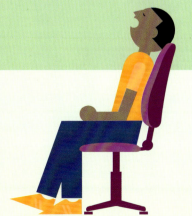

頭脳食

アメリカのことわざに「満腹食より頭脳食」というのがあるが、これは至言である。p.12 にあるように、脳は重さが体重の 2% しかないのに安静時でも食品エネルギーの 20% を消費する。脳には燃料が要る。それも脳力を増強する栄養素が詰まった食品が必要だ。脳を最大化するのに最高の食品には次のようなものがある。

1. **サケ**や脂の乗った**魚**はオメガ3脂肪酸を含んでいて、脳細胞の維持と脳細胞間の接続の強化改善に役立つ。

2. ブルーベリーやホウレンソウなどの鮮やかな色の**果物や野菜**はとくに抗酸化物質が豊富で、健全な脳細胞を維持して脳細胞の接続をよくする力がある。

3. **アボカド**は質の良いタンパク質と健康に良い脂肪のほとんどを簡単に摂れる消化のいい食品だ。アボカドは、他に抗酸化物質、繊維、葉酸といった栄養素を含んでいる。

4. **ナッツ類**はタンパク質と複合的な炭水化物と有用脂肪を含んでいる。脳の働きを促進するビタミンEの供給源としても優れている。アーモンドが一番でヘーゼルナッツ、カシューナッツ、ピスタチオ、クルミの順だ。

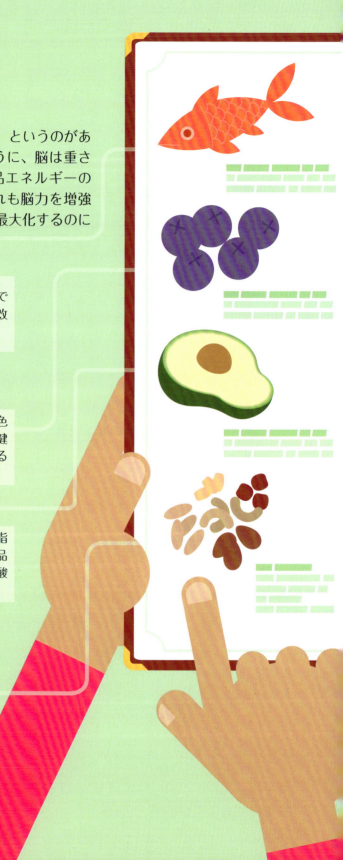

トピック：頭脳食

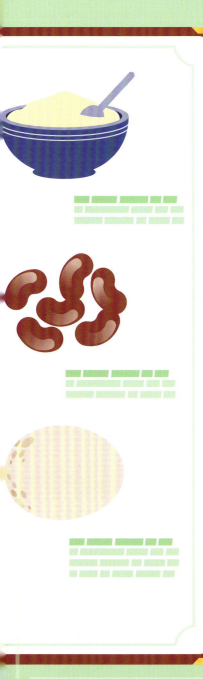

酒

1日グラス1杯のワインがストレス解消に役立つことは今では常識だが、飲酒の脳力向上効果を示した研究があるのをご存じだろうか？

キャンベラにあるオーストラリア国立大学が実施した研究で、20代前半、40代、60代の7000人を追跡した結果、男性は1日当たり2杯、女性は1日当たり1杯の適量であれば、飲酒する人のほうが飲み過ぎや絶対禁酒の人より言語能力、記憶力、思考速度が高いことが証明された。酒はどう脳力増強にかかわっているのだろう？ アルコールの心血管系作用が脳にも及ぶのだろうという専門家もいる。

もっとも研究者ら自身は、意外な結果だったとしながらも、飲酒した人に比べて飲酒しなかった人の成績が低いことを説明できそうな理由を考慮しきれていないので、必ずしもアルコールが脳に良いという確証はないと指摘している。健康に良い点があるにしても、飲酒は乱用リスクが高く、飲み過ぎとアルコール依存症を招くことは世界中で十分に立証されているから、酒は諸刃の剣と見なすべきだと医療の専門家は強調する。

5. オーツ麦は血行を促して脳の機能向上を助ける。繊維、タンパク質、抗酸化物質、数種のオメガ3脂肪酸も含んでいる。

6. 豆類には繊維、ビタミン、ミネラル、タンパク質、葉酸がつまっていて、脳にブドウ糖をゆっくりと安定供給する。

ダークチョコレート

ダークチョコレートは健康に良い頭脳食である。ダークチョコレートは脳への酸素供給を増やすマグネシウムと血圧を下げる抗酸化物質であるポリフェノールが豊富である。生のココアは赤ワインの2倍、緑茶の3倍までの抗酸化物質を含む世界一抗酸化値の高い自然食品である。脳内幸福物質であるセロトニンの調節作用もあるようだ。2か月間毎日45ｇのダークチョコレートを食べた慢性疲労症候群(CFS)の患者10人を追跡した科学的調査によると、チョコレートを食べると愁訴が少なくなったが、食べるのを止めると患者はまた疲労を感じ出したそうだ。

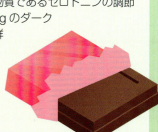

7. 卵はタンパク質と脂肪を含み、脳の安定したエネルギー源になる。有機卵に含まれるセレンは気分を明るくすることが証明されている。卵に限らずあらゆる細胞の構成タンパク質であるコリンも記憶力向上に役立つ。

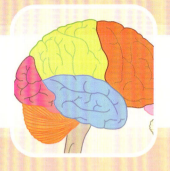
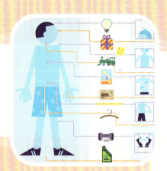
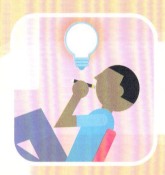
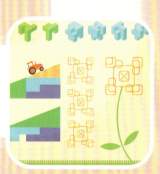
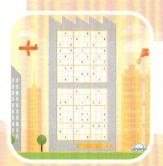
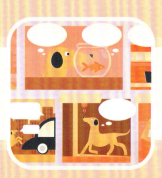

8章

脳力アップ度確認テスト

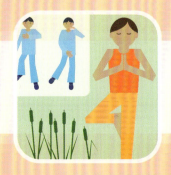
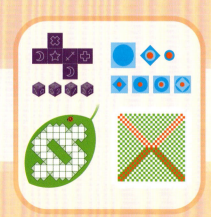

仕上げのエクササイズ

ここからの 10 ページはいろいろなエクササイズを使ってあなたの記憶力、視覚的推論力、独創力、数値的推論力、言語的推論力をテストする。正解すると点がもらえる。最後に合計して今のあなたの脳力を測定しよう。

1. 背番号を覚えよう

サッカーのユニフォームについている背番号を1分間よく見て、そらで問いに答えよう。

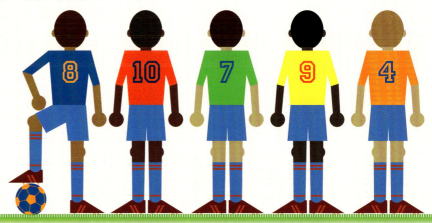

A：偶数の背番号を合計すると？

B：奇数の背番号を合計すると？

C：背番号9のジャージは何色？

D：青いジャージの背番号は何番？

E：背番号を全部合計すると？

• 1問正解につき1点

2. きちんとできるかな？

この展開図からできるサイコロはどれ？

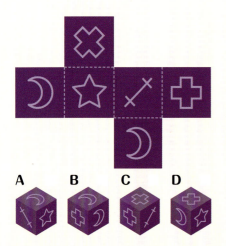

3. 久かたぶりの同級生

スミス氏は通りでばったり20年ぶりに昔のクラスメートに出合った。彼女は幼い女の子を乗せた乳母車を押している。
スミス 「あっ、娘さんがいるんだね！」。
「じゃあ結婚したんだね？」
クラスメート 「ええ」
「誰と？」
クラスメート 「あなたの知らない人よ」
スミス 「娘さんの名前は？」
「母親と同じよ」
スミス 「じゃあ、この子はルーシーっていうんだね！」
「そうなの！」
どうして女の子の名前がわかった？

• 1点

• 2点

4. 暗算盤

これは基本的な暗算テストだ。縦と横の答えになるように正しい演算記号を書き入れよう。時間をはかること。

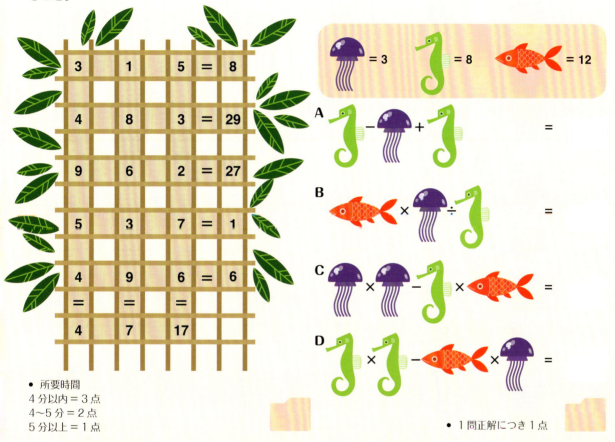

6. アバター暗算

数字を絵で置き換えた。一番上の絵を30秒間よく見て覚え、暗算をしよう。

- 所要時間
4分以内 = 3点
4〜5分 = 2点
5分以上 = 1点

- 1問正解につき1点

5. 色つきだから

単語の印刷色を大きな声で言おう。できるだけ速く言うこと。

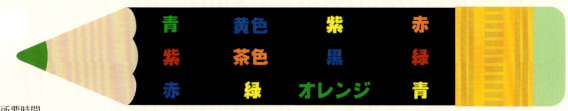

- 所要時間
12秒以内 = 3点
13〜16秒 = 2点
17秒以上 = 1点

解答は p.184

7. 整形しよう［その2］

正方形のパーツを集めた。
二つ余るものがあるのだが、わかるかな？

8. マッチ棒パズル

マッチ棒を2本動かして動物の視線を逆にしてほしい。尾は上向きのままで。

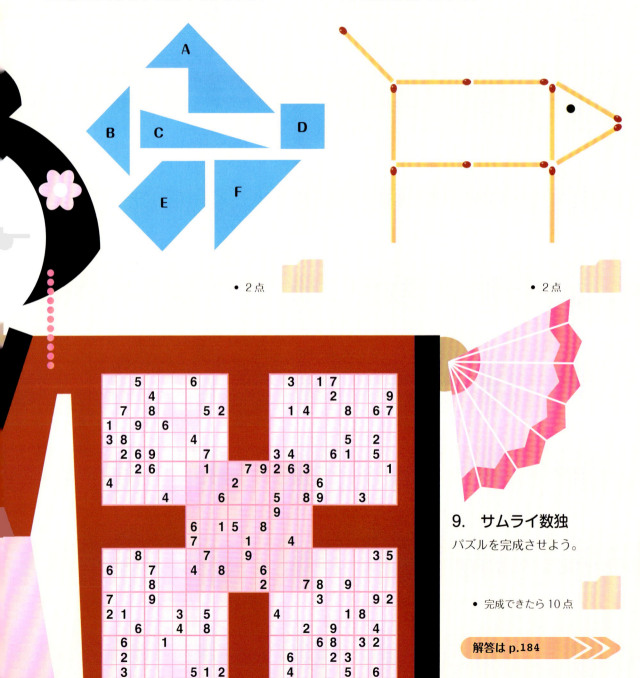

• 2点

• 2点

9. サムライ数独

パズルを完成させよう。

• 完成できたら10点

解答は p.184

10. 言葉のはしご
連想で一番下の単語から一番上の単語までをつなごう。

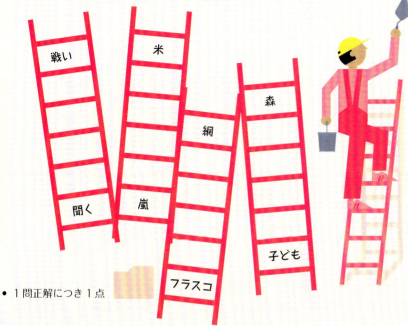

- 1問正解につき1点

11. 腹ぺこライオン
あなたは木に吊され、地面に結わえられたロープはろうそくで炙られている。真下には、腹ぺこライオンが待ち構えている。あなたには、跳ね上がってロープを解いて枝によじ登ったり、スイングして幹に上がったりする力はない。救援隊の到着は約1時間後だ。果たしてあなたは、ライオンの餌食にならない方法を考え出せるだろうか？

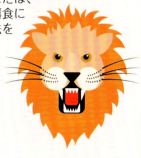

- 2点

12. 射的
メアリー、トーマス、カーラの三人がアーチェリー大会に参加した。メアリーの矢は青色、トーマスの矢は緑、カーラの矢はピンクだ。三人の成績は図のとおりだった。

A： トーマスの得点は？

B： メアリーとカーラの得点の合計は？

C： 第三ラウンドのメアリーの得点は9点だった。でも、足が停止線から出ていたことがわかって失格になった。メアリーの得点は何点になった？

D： 得点を再計算した後の最終勝者は誰？

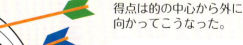

得点は的の中心から外に向かってこうなった。

金色の内側	10
金色の外側	9
赤の内側	8
赤の外側	7
青の内側	6
青の外側	5
黒の内側	4
黒の外側	3
白の内側	2
白の外側	1

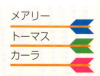

- 1問正解につき1点

13. 元に戻せる？

単語を並べ替えて正しい文をつくれ。

A：と ことが 記憶力 毎日 を 集中力 の 練習 で 伸ばす できる

B：冷蔵庫 脳 は 庫内灯 の ほど を エネルギー の あなた 使う の

C：くすぐったがり屋 に できない も どんな くすぐること 自分 は で を

D：楽器 と 空間推論力 を 習う よくなる が 演奏

E：健康 と 脳 を 良質の 維持する は 運動 の 身体 の 食事

F：を 活性化 が 創造 伸びる 右脳 力 すれば

G：気づく 感情 は 他人 の ところ に 始まる 能力 社会的 から

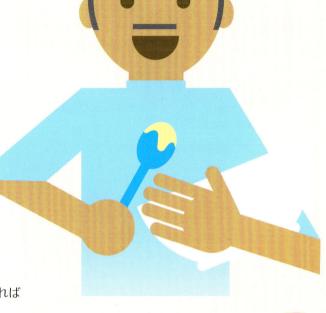

• 1問正解につき1点

14. 国旗の暗記

ここにある国旗を1分間よく見てから、下の空欄にそらで国名を書き入れよう。

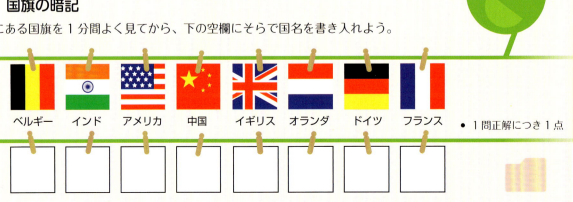

ベルギー　インド　アメリカ　中国　イギリス　オランダ　ドイツ　フランス

• 1問正解につき1点

15. モザイクタイル積み

大きいものから積んだら
どの模様になるかな？

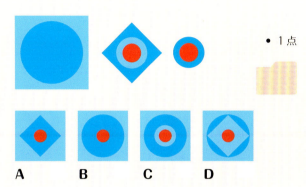

• 1点

16. ぱぱっとなぞなぞ

A：25から5は何回
　　引ける？

B：汚れるほど白くなる
　　ものは何？

C：あなたの持ち物で他
　　人があなたよりたく
　　さん使うものは？

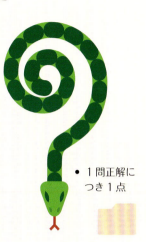

• 1問正解に
　つき1点

17. クレイジーカックロ

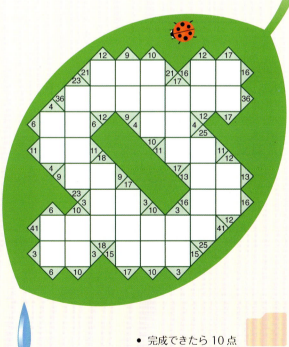

• 完成できたら10点

解答は p.185

18. 文章校正

各文の誤植を見つけて解答欄に
正しい文を書きなさい。

A：赤ちゃんは礼拝の間ずっと鳴いていた。

B：彼はその犯罪の供犯者だった。

C：彼らは休暇中の私たちに便宜を計ってくれた。

D：フィリップは人前で話すことに全然馴れていない。

E：とても変わりやすそうな天機だ。

F：先生はとてもがっかりした。

G：このテレビは安かったが保障がついていなかった。

• 1問正解に
　つき1点

19. 動物愛

大人気動物園の12人の役員が、経営会議でお気に入り動物について話し合っている。
1分間絵をよく見てから、そらで問いに答えよう。

A： ムカジー氏の好きな動物は？

B： キリンはどの役員のお気に入り？

C： ネコ科の動物が2種いる。それはどれか？

D： パンダが好きな役員の左座席には誰がいる？

E： アルヴス氏の好きな動物は？

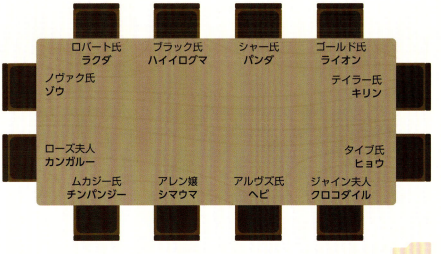

• 1問正解につき1点

20. 立方体を組み立てよう

どれとどれを組み合わせると立方体になる？

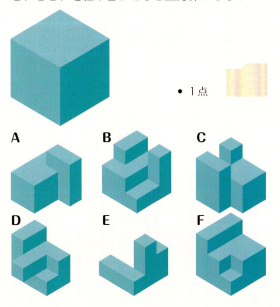

• 1点

21. カラフルステッチ

Xの部分の赤い正方形の色は全部同じ？

同じ　　　違う

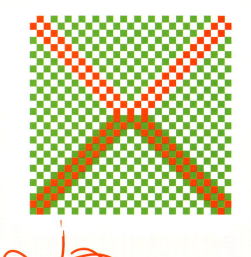

• 1点

22. 洋服を買いに

バカンス用の服を 11 アイテム買って、
150 ポンド払ったら 3.10 ポンドのおつりが出た。
どのアイテムをいくつ買った？

トップス：

スカート：

ソックス：

ベルト：

• 3点

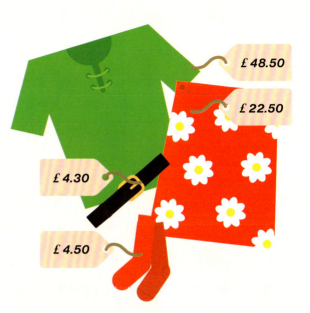

23. 盗品の隠し場所

受刑者トニーに同房囚が地図を見せながら強盗品の秘密の隠し場所の話をした。トニーはあとで同房囚の枕の下からその地図を盗み出し、1分でルートを覚え、同房囚が戻る前に元通りにした。トニーになったつもりで、1分間で足跡を覚えてまっさらの地図に描き写そう。

• 正しく描けたら1点

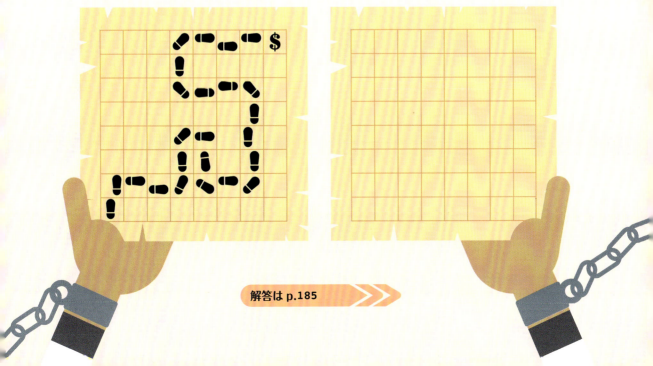

解答は p.185

24. 鳥になれ

ここにあるパーツを全部組み合わせると鳥の絵になる。
方眼紙にパーツを描き入れよう。

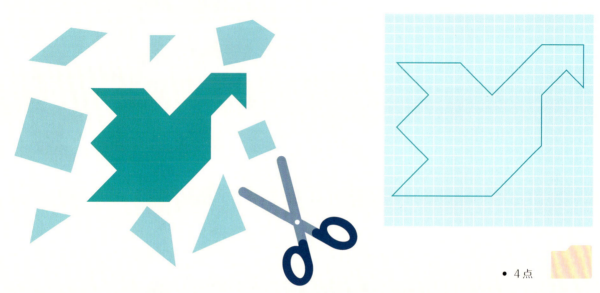

• 4点

25. プロポーズ大作戦

ホテル王の娘に求婚者が四人現れた。ホテル王は求婚者のテストを思いついた。テストに合格すれば娘に結婚を申し込める。

娘は大宴会場の中央にいる。四人の求婚者は部屋の4隅の台に載っている。最初に娘の手をとった者がホテル王の娘婿になれる。

求婚者はカーペットの上を歩いたり、カーペットを横切ったり、何かにぶらさがってはいけないルールだ。使っていいのは自分の体と知恵だけである（魔法やテレパシー、はしごやブロックや滑車なども一切使えない）。

求婚者の一人が方法を考えついて、ホテル王の娘と結婚した。どうやったのだろう？

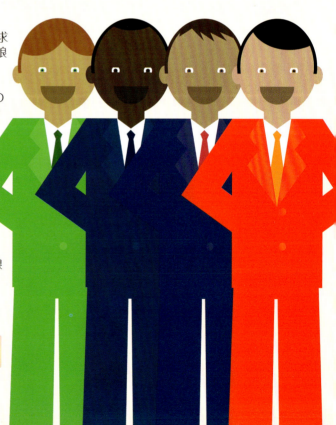

• 2点

26. ジグソーパズル
完成させたらどんな絵になるのかな？

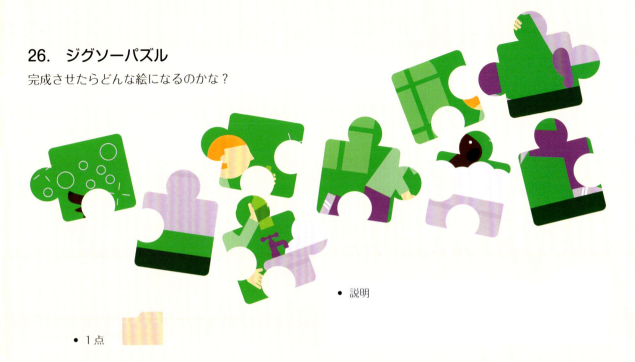

- 説明
- 1点

27. 最短ルート探索
碁盤で最短ルートを見つけよう。途中まで進んでいるのだけれど、最後まで行けるかな？

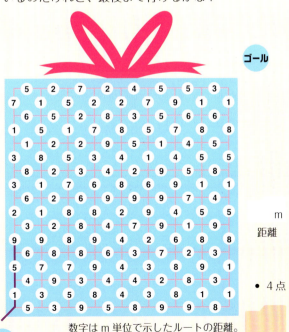

数字はm単位で示したルートの距離。

m 距離

- 4点

解答は p.185

どうだった？

さあ、採点タイムだ。p.184 と p.185 で答え合わせをして 100 点満点で得点を出そう。

あなたの得点：　　　点/100点

仕上げのエクササイズはどうだったかな？　今回の得点を1章の得点と比べたらどうなっているかな？　ありとあらゆるヒントと戦略とテクニックを駆使することで簡単に解けるようになったかな？　これからも脳力トレーニングを続けよう！　定期的に脳トレをすれば、瞬時に冴えた思考ができる能力がつき、記憶力がよくなり、集中力が高まって、生活全体がハッピーになるはずだ。

解答

1章 脳に潜むパワー

2. 数　列
A：768（毎回4倍）
B：13（直前の2数を足す）
C：37（数列の2数の差をとると
　　奇数が昇順に並ぶ）
　　2　5　10　17　26　37
　　　3　5　7　9　11
D：253（毎回2倍して3を足す）

3. 柵を巡らす
B

4. ヤギとキャベツと
　　オオカミ
農夫はまずヤギを対岸に連れていく。農夫だけ戻り、キャベツを取る。キャベツを対岸に運んでから、ヤギを連れて元の岸に戻る。次にヤギを残し、オオカミを対岸に運ぶ。最後にヤギを連れに戻って、再び川を渡る。

5. 暗算問題
A：9　　F：32　　K：9
B：17　 G：5　 　L：9
C：20　 H：72　 M：40
D：12　 I：42　 N：12
E：49　 J：16　 O：24

6. 真　円？
内側の円は真円だ。木を見て森を見ずになり、興味の対象を取り巻く「情報」が視野を歪ませることがある。カードで線を隠してみよう。すると真円であることがわかる。

8. 犬と骨

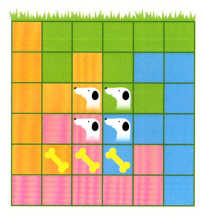

9. 電灯のスイッチ
左スイッチを10分間入れてから切る。真ん中のスイッチを入れてから2階に行く。点いている電灯が真ん中のスイッチのものである。他の二つの電球に慎重に手を近づける。熱い電球が左のスイッチのもので、冷たい電球が右のスイッチのものである。

11. 違いを探せ

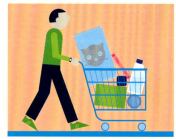

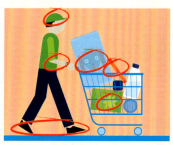

12. 数のジグソーパズル

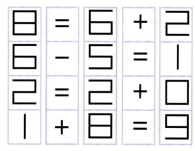

13. 視覚的推論テスト
C：他の形には直線が4本ある。
C：他の形は正方形と円と三角形で構成されている。
D：矢尻が6個あるのはこれだけで、他は5個である。

14. マンホールの蓋
1. 正方形の蓋は、ずれるとマンホールの対角線で落っこちる。丸い蓋ではそんなことは起こらない。だから、安全と実用の面からマンホールの蓋は丸くなければならない。
2. 別解答：丸い蓋は転がせるから持ち上げる必要がない。

15. 何度動く？
1度

16. バイクの部品
C

17. まっすぐな線？
水平線は両方ともまっすぐである。エクササイズ6と同様に、消失点に収束する線で描かれている円のために視野が歪む。目の焦点は消失点に合っているので、2本の線は反っているように見える。

19. 魔方陣

6	7	2
1	5	9
8	3	4

20. 色迷路

A:
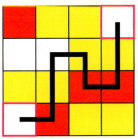

B:
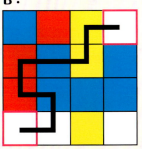

C:
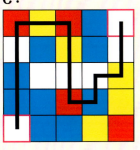

21. 完璧なゆで卵

両方のタイマーを回して裏返しておいて、7分過ぎたら沸騰した湯に卵を入れる。このあと11分タイマーが止まるまでに4分かかるから、11分過ぎた時点で、11分タイマーをもう一度回すと正確に15分になる。

22. 異質なものは？

A：足（残りは顔の一部）
B：パンのスライス
　　（残りはまるごと）
C：木の板（残りは溶かせる）
D：金（残りは宝石）
E：ペン（残りは情報伝達媒体）

23. 異質なものは？

A：魚（残りは陸生動物）
B：小川（残りは静水）
C：スツール（残りは原料）
D：芝生（残りは自然の風景）
E：キプロス（これだけが国名。残りは島名）

2章 記憶力

2. 細部に注意

A：モナリザの絵には眉毛がない
B：右手が左手の上に載っている

4. どこが変わった？

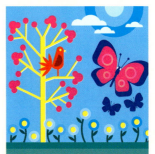

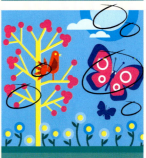

11. あれはどこ？

B

13. 縫い取り模様

ほとんどの人にとって、脳が海の生物だと認識して記憶しやすい二つめの模様のほうが、そらでたくさん描けるはずだ。

14. アバター暗算

A：8
B：12
C：20

15. 五輪の色

A：青
D：緑
E：赤

3章 視覚的推論力と空間認識力

1. 見分けられるかな？
A：リンゴ、レンチ、ホッチキス
B：ギター、自転車、車
C：電卓、のこぎり、ヨット
D：魚、ペン、歯ブラシ

2. 絵あてパズル

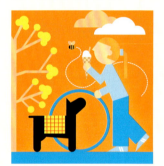

3. 三角形クイズ
24

4. ぱっと言い当てて
A：2　**C**：3
B：3　**D**：1

5. 八人分のケーキ
垂直に2回、水平に1回切ればよい。

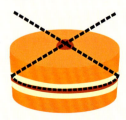

6. 反転数字

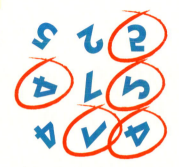

7. さっと数えて
A：33
B：「3」は23回、「7」は36回

8. 顔の広さなら負けないよ
ABC の直径はすべて同じである。

9. 性格あてクイズ
まっすぐ

10. 偽者が紛れている！
DとF

11. 大きな小包
どれも表面積は同じである。

12. 鋭いキツネ
28個

13. 流れ星いくつ見えた？
A：5
B：4
C：3

14. ひとりぼっち

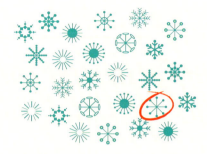

15. 宝探し
D

16. なぞめいた折り紙
C

17. 図形の移動
C

18. モザイクタイル積み
A

19. 整形しよう
C

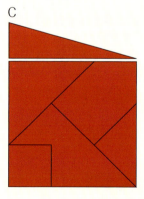

20. きちんとできるかな？
C

21. いかさま模様
C

22. 格好の場所
B

23. すべてがうまく回り出す
D

24. 消える面積

消失面積のパラドックスは1961年にマーティン・ガードナーが初めて提唱した。三角形を構成する4色の部分図形を配置し直して第2の三角形をつくると、小さな隙間ができる。

　この問題の答えはとても簡単だ。実は二つは錯視で「三角形」に見えている。オレンジの三角形と緑の三角形は等比三角形ではなく、前者は底辺5×高さ2、後者は底辺8×高さ3である。だから、二つを使った「三角形」の斜辺は直線ではない。上の図形ではわずかに凹で、下の図形ではわずかに凸である。この2本の線の差が、下の図形の「余った」正方形になるというわけだ。

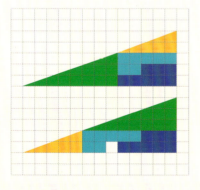

25. 花　車
C

4章　創造的思考力

5. 汗馬の労

1. 4頭のうち3頭だけが彼のものなので、馬が逃げないようにするには3回投げ縄をすればよい。
2. 1頭はすでにつながれているので、他の3頭に投げ縄をすればよい。
3. 白い馬は彫刻なので逃げられない。

自由な発想ができるようになっていれば、他の可能性も考えつくだろう。

6. 窓を広げる

1. 窓を開ける。
2. 二重窓なら、1枚外せば大きさは2倍になる。
3. 大きな拡大鏡を置く。
4. 大きな鏡に窓を映す。

7. 釣果は十分

父と息子と息子の息子がいる。これで父二人、息子二人である！

8. グラス問題

1個だけ動かせばよい。水が一杯に入ったグラスから中央のグラスをとり、真ん中のからのグラスに水を入れ、元の位置に戻す。

9. 年上の双子

母親は船旅をしているときに双子を産んだ。まず、兄のテリーが3月1日の早朝に生まれた。その後、船が日付変更線（標準時刻変更線でもよい）を越え、妹のケリーが2月28日に生まれた。うるう年には妹が兄より2日早く誕生日になる。

10. 森のスイマー

山火事を消すために、飛行機が湖から水を汲み上げて撒いていた。そのとき偶然、泳いでいた人も汲み上げてしまった。

11. みんなで渡れば

解答：
歌手とギタリストが渡る＝2分（合計＝2）
歌手が戻る＝1分（合計＝3）
ドラマーとキーボード奏者が渡る＝10分（合計＝13）
ギタリストが戻る＝2分（合計＝15）
歌手とギタリストが渡る＝2分（合計＝17）

歌手とギタリストを取り替えても正解だ。

176　解　答

12. 3マス目
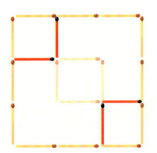

13. 二つで一つの
　　おまけつき
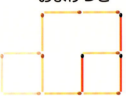

14. 余りが一つ
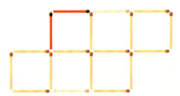

15. 魚がすいすい
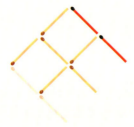

16. 五つをめざせ
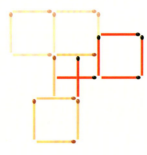

17. むらなく平等に
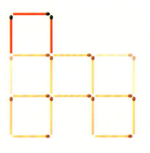

18. 三つが三つとも
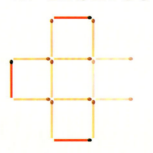

19. 一網打尽
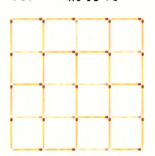

20. 等分割

21. 求む、エキストラ
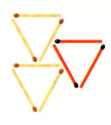

22. 車輪を分解
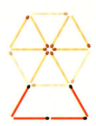

23. 図形を増やせ
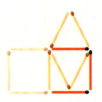

24. グラスの氷
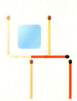

25. 倍にしよう

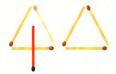

26. わかりにくい性格

27. 二人の親友

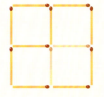

28. 極地探検家

1. スコット・アムンゼン・ピアリは逆に1km車を走らせた。
2. 道が凍っていて、出発点で車輪が空回りしているのに走行距離計ではかっていた可能性がある。
3. 道が曲がっていた。

29. ありがたがる息子

10代後半の息子は甘やかされた怠け者だった。父親は、初めのうちはどんなに嫌であっても自活の道を見つけざるを得なくするのが息子のためと考え、息子を勘当した。息子は仕事を見つけて立身出世しだすと、父親の行為がいかに自分の人生を建設的で幸せなものにしてくれたかがわかった。だから、息子は父親の許に戻って感謝した。

30. 命とりの甲羅

ワシが高所から亀をアイスキュロスの頭の上に落としたのでアイスキュロスは死んだ。アイスキュロスのはげ頭を亀の甲羅を割る岩と勘違いしたらしい。

31. へぼ強盗

パニックに襲われた銀行強盗は回転ドアに突進したが、回転しない方向に肩をぶつけた。強盗は反動で地面に倒れ銃を落とした。銃は勇敢な客が取り押さえた。

32. いたちごっこのカーチェイス

逃走車両は2階建てバスで、天井の低い橋の下を通ったときに2階のデッキがはぎ取られ、追跡パトカーの上に落ちた。

33. 賢い劣等生

ウィリアムのフルネームはウィリアム・アボットで、結果がアルファベット順に発表された。

34. とどめの閃光

男はライオンの調教師で、ライオンと一緒にカメラに向かってポーズを取る。ライオンはフラッシュにうまく反応せず、男はまともに目が見えず、引き裂かれてしまう。

35. 手ぬるい国境

彼はアメリカのいろいろな外国大使館に小包を届ける郵便配達人である。大使館は米国領ではなく各国領である。

36. 奇妙な回り道

エレベーターは7階まで通じている。このなぞなぞは、彼が朝10階からエレベーターに乗るとは言っていない。彼は毎朝7階まで歩いて地上階までエレベーターに乗る。

37. 瓶詰めコイン

コルクを瓶の中に落とし込んでから瓶を振って硬貨を出す。

38. 生き別れ？

彼らは三つ子である（四つ子なども可）。

39. 車を押す人

車を押している男はモノポリーゲームのプレイヤーで、コマが車だった。

40. 新聞は調停使

トムの母親は閉じたドアの下に新聞をすべり込ませ、扉を挟んで兄と妹を立たせた。

41. 柱の傷

木は上部が成長するので、釘の高さは変わらない。

42. カフェの壁

ブリストルのカフェで壁のタイル模様に気づいたリチャード・L・グレゴリーとプリシラ・ハードが1979年にこの錯視を初報告した。目地の線が上下にうねっているような錯覚が起きるが、タイルを揃えてみると、実際には線は平行でどのタイルも同じ大きさの正方形であることがわかる。

43. 大輪の花

これはエビングハウス錯視（ティチェナー錯視）と呼ばれている。相対的な大きさの錯覚である。同じ大きさの二つの円を近接させ、一方を小さい円で囲み、他方を大きな円で囲むと、大きな円で囲まれた円のほうが小さく見える。この錯視は、目と脳による視覚情報の処理のしかたを探る方法として役立つ。

44. フュージョンアニマル

これは、ウサギに見えたりアヒルに見えたりする曖昧なだまし絵である。1899年にアメリカの心理学者ジョセフ・ジャストロウがこのアヒルウサギに目を留め、この絵を使って知覚は単なる刺激の産物ではなく知的活動の産物でもあることを指摘した。

45. 格子点？

これはヘルマン格子錯視と呼ばれている。黒地に白（淡色）の格子の交点に「ぼうっとした」灰色の点が見える。交点を直に見ると灰色の点は消える。

46. ネクタイを覗くと…

これは波が動いているように見える錯視である。目と脳は進化によって周辺世界の認識を助ける模様や関係を認識する回路になっているので、模様や関係の繰り返しに見える画像にだまされることがある。この錯視を凝視すると脳がだまされて、物理的な世界を再現できなくなる。

47. 2本のマスト

これは撚り紐の錯視である。水平線は明らかに傾いている。この情報が先に目から脳に伝わるので、2本のマストは平行なのだが、脳は傾斜した要素だけを認識してマストは傾いているに違いないと推測する。

5章 数的推論力

速算テスト

1. c
2. a
3. a
4. b
5. a
6. a
7. b
8. a
9. b
10. c
11. b
12. a
13. b
14. a
15. c
16. a
17. c
18. b
19. c
20. b
21. c
22. b
23. c
24. a
25. a
26. b
27. a
28. a
29. b
30. a
31. c
32. b
33. a
34. c
35. c

1. 橋の下で
18 m

2. 影法師
A：30 m
B：67.5 m

3. ウェディングダイエット
A：1月
B：タラ
C：タラ

4. 出合いのチャンス
10秒
男性が40 m進み、女性が10 m進む。

5. まじめな学生
A：2 km
B：3 km
C：24 km/時

6. カップケーキの配膳
小トレイ　24個
中トレイ　40個
大トレイ　48個

7. 土地売ります
A：576 m^2
B：288 m^2
C：384 m^2
D：3840 ポンド
E：11520 ポンド

8. バスルームのリフォーム
A：1/7
B：7パック
C：16.80 ポンド

9. コンピュータの販売台数
A：5月
B：27%
C：1050 台

10. 最短ルート探索
39 m

11. 壊れた電卓
2 = 0.5×4　　9 = 4+5
3 = 0.5×5 + 0.5　　10 = 5×2
4 = 2×2　　11 = 2+4+5
5 = 2.5×2　　12 = 3×4
6 = 2×3　　13 = 5×2 + 3
7 = 4+3　　14 = 5×2 + 4
8 = 4×2　　15 = 5×3

12. 展開図
32×28 cm
展開による大きさの変化は次のとおりである。
1 = 8×7
2 = 8×14
3 = 16×14
4 = 16×28
5 = 32×28

13. 三角形の面積比
複雑な数学は必要ない。内側の三角形を180度回転させればすぐに比が1：4だとわかる。

14. 算数クロスワード

初級数独

パズル A

7	8	4	5	2	6	1	3	9
2	3	9	1	7	8	5	4	6
6	1	5	3	4	9	7	8	2
3	4	7	8	1	2	6	9	5
5	6	8	4	9	7	3	2	1
1	9	2	6	3	5	4	7	8
9	5	3	2	6	4	8	1	7
8	2	1	7	5	3	9	6	4
4	7	6	9	8	1	2	5	3

パズル B

1	6	2	3	7	4	5	8	9
8	3	4	5	2	9	7	1	6
7	5	9	1	6	8	3	2	4
4	9	1	8	3	2	6	7	5
3	7	6	4	5	2	8	9	1
2	8	5	9	1	6	4	3	7
6	2	8	7	9	5	1	4	3
5	4	3	6	8	1	9	7	2
9	1	7	2	4	3	6	5	8

中級数独

パズル C

6	4	3	5	2	8	1	9	7
9	7	1	6	3	4	2	5	8
5	2	8	9	7	1	4	6	3
3	1	9	2	5	6	8	7	4
4	8	5	7	1	3	6	2	9
7	6	2	4	8	9	3	1	5
2	3	4	1	9	5	7	8	6
8	5	7	3	6	2	9	4	1
1	9	6	8	4	7	5	3	2

パズル D

1	8	5	6	4	3	9	7	2
3	6	7	9	5	2	8	1	4
2	9	4	8	1	7	5	3	6
6	2	9	5	7	8	3	4	1
4	5	3	2	9	1	7	6	8
7	1	8	3	6	4	2	9	5
9	7	1	4	2	6	8	3	5
8	4	2	7	3	6	1	5	9
5	3	6	1	8	9	4	2	7

上級数独

パズル E

2	8	7	5	3	1	6	4	9
5	1	4	6	9	2	7	3	8
6	9	3	4	8	7	5	2	1
7	5	1	2	4	9	8	6	3
4	3	8	7	6	5	1	9	2
9	6	2	8	1	3	4	5	7
1	2	5	3	7	4	9	8	6
3	7	6	9	5	8	2	1	4
8	4	9	1	2	6	3	7	5

サムライ数独

パズル A

パズル B

カックロパズル

パズル A
パズル B
パズル C
パズル D
パズル E
パズル F

15. ナンバーズ

これは確率無視バイアスとして知られる。不確実な状況で意思決定する際に確率を完全に無視する傾向がある場合の認知バイアスのひとつである。各桁の数字が出る確率は数学的にはどれも同じだが、人は感情移入して誕生日や記念日や「ラッキーナンバー」など、自分と特別なつながりを感じる数を選ぶ傾向がある。

16. あぶく銭

これは心理学で努力の経験則という。費やしたと思う労力分だけ、ものに価値があると考えるバイアスである。額に汗して働いて稼いだ50ポンドと金銭的価値はまったく同じなのだが、道で拾った50ポンドは軽んじられている。

17. 競り合い

これは稀少性の経験則という概念の実証例である。人間の心理で、とくに競争相手に対して、あっさり負けてしまいそうな確率に基づいて脳が何かの価値を決めるという経験則だ。競売はこの心理に訴えかけ、売り手は競売物にやや低い値をつけて入札者の興味をひき、数人が競い合い始めることで値段が吊り上がるのを期待している。

18. 高級志向

品質とスタイルが似ていれば人は安価なものよりも高価なもののほうが優れていると認識する傾向があることを心理学者は発見した。価格・ブランドの同時入れ替えでも同じだ。いつも安いブランドをいつも高い製品より優れていると思わせるには、高い値段をつけるだけでいい。

19. ついてない？

過去に何回赤が出ていようと、赤も黒も、出る確率はまったく同じである。

20. コイン投げ

確率は半々で変わらない。

これは、表と裏のように結果が何通りかある場合、時間がたてば結果は均等化すなわち平均化するはずだという勘違いだ。

確率ゲームでは平均の法則という思い違いがよく起こるが、過去の結果は次の結果にまったく影響を与えないので、これは完全に誤りだ。

直感では、表が10回先に出たら、それまで出ていない裏が次に出る確率は高くなっているような気がするが、それは間違っている。実際には裏が出る確率はいつも同じである。過去の回と次の回に因果関係はない。履歴が結果にかかわることはないのである。

21. 数　　列

A：13112221（直前の数列を説明する数列）。
1
11（1個の1）
21（2個の1）
1211（1個の2と1個の1）
111221（1個の1、1個の2、2個の1）
312211（3個の1、2個の2、1個の1）
だから、次に来る数列は1個の3、1個の1、2個の2、2個の1である。

B：30（各月の日数を並べた数列）。1月＝31日、2月＝28日、3月＝31日、となる。

C：5（円周率の小数点以下の数字でできた数列）。

D：1（数学的論理に従わない例外的な数列）。
次に何がくるかわかるかな？
　まず6の1乗、5の2乗、4の3乗となっているので、次は1の6乗、すなわち1×1×1×1×1×1×1=1である。

22. 飛ぶ鳥の勢いで

紙を数式で埋め尽くしていた人は、どうやら考える方向が間違っているようだ。2台の車は1時間後にすれ違うので、鳥は1時間飛んでいる。車がすれ違うとき、鳥は80 kmを飛んでいる。

23. 有名な「三つの扉」

考えを直さない場合、車をもらえる確率は3分の1。考え直せば当たる確率は2/3である。信じ難いと思う人が多いのだが、これは本当だ。詳しくは以下のウェブサイトを見よう。
www.jimloy.com/puzz/monty.htm

24. おはじきの重さ

袋に1から10まで番号を振る。
袋1から1個おはじきを取る。
袋2から2個おはじきを取る。
袋3から3個おはじきを取る。
⋮
袋9から9個おはじきを取る。
袋10から10個おはじきを取る。

これらを秤に載せる。
　10通りの測定結果が考えられる。おはじきが全部10 gなら重さの合計は550 gだが、今は9 gのおはじきが1個以上入っている。9 gのおはじきが1個入っていれば合計は549 g、2個入っていれば合計は548 gになる。
　総重量が既知だから、9 gのおはじきを取った個数がわかる。合計が549 gなら9 gのおはじきを1個取っている。合計が548 gなら9 gのおはじきを2個取っている。これで9 gのおはじきを何個取ったかがわかる。取ったおはじきは袋1からは1個、袋2からは2個、というように取ったので、どの袋から取ったおはじきかがわかる。

だから答えはこうだ。
重さが549 gのときは袋1が9 gのおはじきの袋だ。
548 gなら袋2。
541 gなら袋9。
540 gなら袋10である。

25. 死刑囚問題

白。もしあなたが黒札をつけてい

たら、他の二人は白と黒を1枚ずつ見ることになる。すると誰かが黒を2枚見ることになり（その囚人は自分が白だとすぐにわかる）わけだから、誰も黒札をつけていないとわかる。全員が何も言わないのだから、あなたは白札のはずだ（この論法は全員に当てはまるので、一番早く気づくことがポイントだ）。

26. 時間の分割

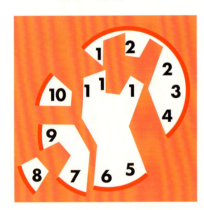

6章　言語的推論力

1. 辞書コーナー
1：A
2：B
3：A
4：B
5：A
6：C

2. 同義語
1：D　　8：B
2：B　　9：B
3：B　　10：C
4：C　　11：D
5：A　　12：B
6：B　　13：C
7：C

3. 対義語
1：B　　6：B
2：A　　7：B
3：C　　8：C
4：C　　9：D
5：A　　10：D

7. 言葉のはしご
解答は無限にある。
こんなはしごの登り方がある。
A：傘 – 雨 – 太陽 – 火 – ろうそく – ケーキ
B：自転車 – スポーツ – レース – 時間 – ストップウォッチ – 置時計
C：めがね – 本 – 紙 – 木 – 巣 – 鳥
D：いす – 机 – ペン – 手紙 – 写真 – カメラ

8. 正しい対応関係
A：出発
B：足
C：上
D：動物
E：冷

9. 寄宿生活
A：
1：デイヴィッド
2：ジョージ
3：ハリエットとフィオナ
4：エマ

B：
5：アンドリューとフィオナ
6：ジョージ
7：ジョージ
8：ハウス2（青の寮）

C：
9：デイヴィッド
10：エマ
11：デイヴィッド
12：ブルース

10. 変わり者を探せ
A：列車
列車は線路を走る。他のものは道路を走る。
B：ストッキング
ストッキングはつま先から脚までを覆う。他のものは頭に被る。
C：トラ
トラは縞模様。他は斑点模様である。
D：丸太
丸太は木の一部。他のものは岩石である。
E：トマト
トマトは果実に分類される。その他は野菜である。
F：クラリオン
クラリオンは管楽器である。その他は鍵盤楽器である。

11. 文章校正

ほんの昨夜のことだが、私と友人は言葉の正しい書き方のことで口論した。私は「一心不乱」が正しいと言ったのだが、友人は「一身不乱」だと言った。みんなの誤字脱字の多さに、正直いって私は驚いている。よく、私が誤字脱字を指摘すると、相手は粗さがしをされたと感じる。もちろん、私は誰かに無礼を働きたいなどと思ってはいない。私はただ、正確に書く能力を伸ばすのは自己啓発にいいと思っているだけである。私は、私が誤字脱字を指摘した相手がうろたえたり本気で防御的になったりすることも発見した。私が通う大学が誤字脱字への対策を講じていることを報告できるのを私は心から嬉しく思う。大学は、読み取りの正確さの自己評価法を学生に教える授業を考案している。私は、先生が学生の誤字脱字を看過し、広い世の中に出ていく準備をきちんとさせないのは良くないと思う。しかし、誤字脱字と思考力の悪さは別物であることを銘記すべきである。誤字脱字が多いからといって頭が鈍いということにはならない。正しく書く能力を伸ばすよう、もっと努力する必要があるだけのことだ。履歴書を雇い主に送るようになったら、面接機会をもらえるか否かが大きく変わってくる。

12. 穴埋め問題

A：消防士
B：魅了
C：攻め
D：伸ばす
E：広げる
F：猛打
G：科学者

13. なぞなぞ

A：声
B：1個。1杯の砂糖入りのコップをとったから。
C：囚人はこう言った。「あなたは私に6年の刑を宣告する」。これが真なら、裁判官は4年の刑を宣告することになり、これは偽になる。これが偽なら裁判官は6年の刑を宣告することになって、これは真となる。裁判官は自己矛盾を望まず、男を釈放した。
D：時間

14. 夏休みのバイト

A：正しい
B：間違っている
C：どちらともいえない

15. 生活の中の音

1：C
2：B
3：B
4：A
5：C
6：B
7：C

16. 犬の日常

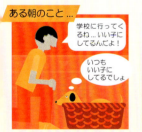
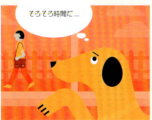
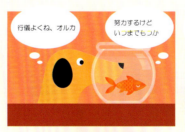
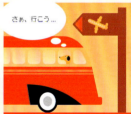
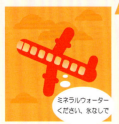
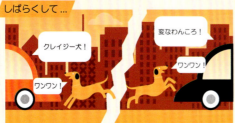
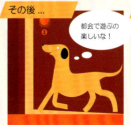
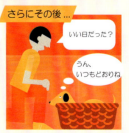

8章 脳力アップ度確認テスト

1. 背番号を覚えよう
A：22
B：16
C：黄色
D：8
E：38

2. きちんとできるかな？
D

3. 久かたぶりの同級生
スミスさんの昔のクラスメートはルーシーという名前である。スミスさんはこの母親と同じ学校に通っていたということである。

4. 暗算盤

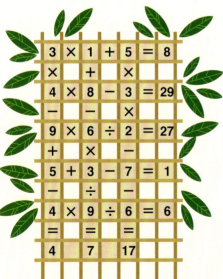

6. アバター暗算
A：13
B：4.5
C：−87
D：26

7. 整形しよう［その2］
CとD

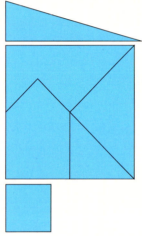

8. マッチ棒パズル

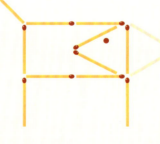

9. サムライ数独

```
8 9 5 1 7 2 6 4 3     6 3 2 1 7 9 4 8 5
2 1 3 4 5 6 7 9 8     8 5 7 4 2 6 1 3 9
6 7 4 8 9 3 1 5 2     9 1 4 3 5 8 2 6 7
1 4 9 7 6 8 2 3 5     7 2 5 8 9 4 6 1 3
3 8 7 2 1 5 4 6 9     1 8 6 7 3 5 9 2 4
5 2 6 9 3 4 8 7 1     3 4 9 2 6 1 5 7 8
9 3 2 6 8 7 5 1 4 8 7 9 2 6 3 5 4 7 8 9 1
4 6 1 5 2 9 3 8 7     2 6 5 4 9 1 6 8 3 5 7 2
7 5 8 3 4 7 9 2 6     5 4 7 8 9 1 2 3 4 6
              8 4 3 6 2 7 9 1 5
              6 9 1 5 4 8 7 3 2
              7 5 2 9 1 3 8 4 6
9 4 8 1 5 6 2 7 5 3 9 1 6 8 4 1 7 2 9 3 5
6 5 1 7 2 9 4 3 8 7 5 6 1 2 9 5 3 6 4 8 7
3 7 2 8 4 5 1 6 9 4 8 2 3 7 4 8 9 2 1 6
7 8 3 9 5 1 6 2 4     8 7 1 3 6 4 5 9 2
2 1 4 6 8 3 9 5 7     4 9 6 2 5 1 8 7 3
5 9 6 2 7 4 8 1 3     5 3 2 7 9 8 6 4 1
4 6 7 5 1 2 8 9 3     9 1 5 6 8 7 2 3 4
1 2 5 3 9 8 7 4 6     7 6 8 4 2 3 1 5 9
8 3 9 4 6 7 5 1 2     2 4 3 9 1 5 7 6 8
```

10. 言葉のはしご
これは一例である。
A：聞く − 音 − 音楽 − 気持ち − 怒り − 戦い
B：嵐 − 稲妻 − 電気 − エネルギー − 食物 − 米
C：フラスコ − 飲み物 − 水 − 川 − 魚 − 網
D：子ども − 学校 − 本 − 紙 − 木 − 森

11. 腹ぺこライオン
1. シャツを脱いでろうそくの上に投げかけて火を消す。
2. そんな状況にいるという想像をやめる。
3. ライオンは調教されたサーカスのライオンで、「ハッピーバースデー」を歌えば、ろうそくの上を歩いて火を消してくれる。

12. 射的
A：14
B：43
C：11
D：カーラ 23

13. 元に戻せる？
A：毎日の練習で集中力と記憶力を伸ばすことができる

B：あなたの脳は冷蔵庫の庫内灯ほどのエネルギーを使う
C：どんなにくすぐったがり屋でも自分をくすぐることはできない
D：楽器演奏を習うと空間推論力がよくなる
E：身体の運動と良質の食事は脳の健康を維持する
F：右脳を活性化すれば創造力が伸びる
G：社会的能力は他人の感情に気づくところから始まる

15. モザイクタイル積み
B

16. ぱぱっとなぞなぞ
A：1回だけ。次は20から引くことになる。
B：黒板
C：名前

17. クレイジーカックロ

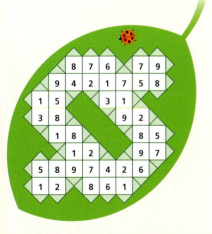

18. 文章校正
A：赤ちゃんは礼拝の間ずっと泣いていた。
B：彼はその犯罪の共犯者だった。
C：彼らは休暇中の私たちに便宜を図ってくれた。
D：フィリップは人前で話すことに全然慣れていない。
E：とても変わりやすそうな天気だ。
F：先生はとてもがっかりした。
G：このテレビは安かったが保証がついていなかった。

20. 立方体を組み立てよう
CとE

21. カラフルステッチ
同じ。「X」に使われているピンクの色調が異なって見えるかもしれないが、実際には「X」は全部同じ色で描かれている。画家たちは昔から、絵画の色の見え方は色そのものの色合いだけでなく、周辺色によって変わると知っている。

22. 洋服を買いに
トップス：×1（= £48.50）
スカート：×3（= £67.50）
ソックス：×4（= £18）
ベルト：×3（= £12.90）
（合計 = £146.90）

24. 鳥になれ

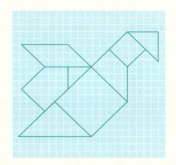

25. プロポーズ大作戦
勝者は娘に自分のところまで歩いてきて彼の手に触れてくれと頼んだだけだった！

26. ジグソーパズル

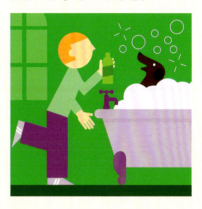

27. 最短ルート探索
49 m

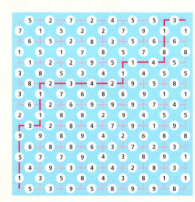

参考ウェブサイト

全　般
NewScientist
www.newscientist.com/topic/brain
脳の機能のしかたと最新の研究について

記　憶　術
www.youramazingbrain.org/yourmemory

www.mindtools.com

www.buildyourmemory.com

www.changingminds.org/techniques/memory/peg

マインドマップとトニー・ブザン
www.buzanworld.com

世界記憶力選手権
www.worldmemorychampionships.com

パズルとエクササイズ
www.stetson.edu/~efriedma/puzzle
膨大なパズルが見つかる。

視覚的推論・空間認識パズル
www.geocities.com/CapeCanaveral/Lab/8972/

www.sharpbrains.com

創造的思考力
www.cul.co.uk/creative/puzzles.htm

www.learning-tree.org.uk

マッチ棒パズルがたくさんある。
www.mycoted.com

数的推論力
www.cut-the-knot.com

www.jimloy.com
数のパズル

www.krazydad.com
カックロパズル

www.riddles.com
創造的ななぞなぞ

www.visualmathslearning.com

言語的推論力
www.puzzlechoice.com
クロスワード、単語さがし、言葉遊びゲームが見つかる。

www.wordplays.com
言葉ゲームがたくさんある。

心身相関
鍼
British Acupuncture Council
www.acupuncture.org.uk
鍼と鍼師の見つけ方がよくわかる。

瞑　想
Friends of the Western Buddhist Order
www.fwbo.org
瞑想について詳しい。

ストレス
NHS Direct
www.nhs.uk/conditions/Stress
症状、治療、予防についてのアドバイス。

太 極 拳
The T'ai Chi Union of Great Britain
www.taichiunion.com
指導者の探し方など、太極拳が詳しくわかる。

ヨ　ガ
The British Wheel of Yoga
www.bwy.org.uk
イギリス内外で有資格のヨガトレーナーを探せる。

その他の参考書

脳の入門書
The Rough Guide to the Brain by Barry Gibb (Rough Guides), 2007
The Private Life of the Brain by Susan Greenfield (Penguin Press Science), 2002
The Human Brain: A Guided Tour by Susan Greenfield (Phoenix), 1997

記 憶 力
Use Your Memory: Understand Your Mind to Improve Your Memory and Mental Power by Tony Buzan (BBC Active), 2006
How to Develop a Brilliant Memory Week by Week: 52 Proven Ways to Enhance Your Memory Skills by Dominic O'Brien (Duncan Baird Publishers), 2005
Your Memory: How It Works and How to Improve It by Kenneth L. Higbee (Avalon Group), 2001

視覚的推論力と空間認識力
Visual and Spatial Analysis: Advances in Data Mining, Reasoning, and Problem Solving by Boris Kovale-chuk & James Schwing (Springer), 2005
Mensa Mighty Visual Puzzles: Over 300 Puzzles To Test Your Powers Of Reasoning by John Bremner (Carlton Books Ltd), 1997
Near and Far at the Beach: Learning Spatial Awareness Concepts (*Math for the Real World: Early Emergent*) by Amanda Boyd (Rosen Publishing Group), 2008

創造的思考力
This is Your Brain on Music: Understanding a Human Obsession by Daniel J. Levitin (Atlantic Books), 2008
Mind Mapping: Kickstart Your Creativity and Transform Your Life (Buzan Bites) by Tony Buzan (BBC Active), 2006
The Power of Creative Intelligence by Tony Buzan (Thorsons), 2001
How to Have Creative Ideas: 62 Exercises to Develop the Mind by Edward De Bono (Vermilion), 2007
Thinkertoys: A Handbook of Creative-Thinking Techniques by Michael Michalko (Ten Speed Press), 2006

数的推論力
Mensa Challenge Your Brain Math and Logic Puzzles (Official Mensa Puzzle Book) by Dave Tuller & Michael Rios (Sterling), 2006
Train Your Brain by Dr Kawashima (Penguin), 2008
Testing Series: How to Pass Numerical Reasoning Tests: A Step-by-step Guide to Learning the Basic Skills by Heidi Smith (Kogan Page), 2003

言語的推論力
The Power of Verbal Intelligence: 10 Ways to Tap into Your Verbal Genius by Tony Buzan (Thorsons), 2002
Practice Tests for Critical Verbal Reasoning by Peter Rhodes (Hodder Education), 2006
Verbal Reasoning: Challenge Tests by Stephen McConkey (Learning Together), 2007

心 身 相 関
How the body shapes the mind by Shaun Gallagher (Clarendon Press), 2006
The Feeling of What Happens: Body, Emotion and the Making of Consciousness by Antonio R. Damasio (Vintage), 2000
The Yoga Bible: The Definitive Guide to Yoga Postures by Christina Brown (Godsfield Press Ltd), 2003
Finding the Still Point: A Beginner's Guide to Zen Meditation by John Daido Loori (Shambhala Publications Inc), 2007
1001 Ways to Relax by Susannah Marriott (Dorling Kindersley), 2008

仕上げのトレーニング（パズル）
The Buzan Study Skills Handbook: The Shortcut to Success in Your Studies with Mind Mapping, Speed Reading and Winning Memory Techniques by Tony Buzan (BBC Active), 2006
The Big Book of Mind-bending Puzzles (Official Mensa Puzzle Book) by Terry H. Stickels (Sterling), 2006
The 10-Minute Brain Workout by Gareth Moore (Michael O'Mara Books Ltd), 2006
The "Times": Train Your Brain Puzzle Book by Puzzler Media Ltd (Times Books), 2008
Will Shorts Presents KenKen Easy to Hard: 100 Logic Puzzles That Make You Smarter by Tetsuya Miyamoto (St. Martin's Griffin), 2008

その他の面白い読み物
The Man Who Mistook His Wife for a Hat by Oliver Sacks (Picador), 1986
Six Thinking Hats by Edward de Bono (Penguin), 2000
Emotional Intelligence: Why it Can Matter More Than IQ by Daniel Goleman (Bloomsbury Publishing PLC), 1996
The Lost Cause: An Analysis of Causation and the Mind-body Problem by Celia Green (Oxford Forum), 2003
Teach Yourself Training Your Brain by Simon Wootton & Terry Horne (Teach Yourself General), 2007
Phantoms in the Brain: Human Nature and the Architecture of the Mind by V.S. Ramachandran & Sandra Blakeslee (Fourth Estate Ltd), 1999

索　引

ページの*斜体*は解答ページ

【あ】

IQ（知能指数）　16, 17
IQ テスト　16, 17
あたため（創造的思考）　67
頭の回転レベル　20〜27
頭の中で回転（展開図）➡ 心的回転を見よ
アバター暗算　45, 163, *173*, *184*
アボカド　158
アルコール　159
暗　算　21, 95, 98, 99
ウォーキング　146
ウォーミングアップ　146, 147
ウォラスモデル　67
右　脳　14, 15, 56, 67, 95
運動知能　17
運動野　95
運動量　144〜147
絵
　言葉と――　138, 139
映像記憶　34
エクササイズ
　アーチェリー大会　165, *184*
　穴埋め問題　135, *183*
　アバター暗算　45, 163, *173*, *184*
　あぶく銭　114, *180*
　暗　算　21, 96, 97, 163, *172*, *178*, *184*
　生き別れ　89, *177*
　異質なもの　24, 27, 54, 55, 59, 134, *173*, *174*, *182*, *183*
　犬の日常　138, *183*
　命とりの甲羅　86, *177*
　色つきだから　130, 163
　色迷路　26, *173*
　裏返し　52, 53, *174*
　エレベーター　88, *177*
　絵を描く　26, 71
　円　21, 53, 90, 105, *172*, *174*, *177*, *179*
　オークション　115, *181*

エクササイズ（つづき）
　おはじきの重さ　121, *181*
　泳ぐ魚　80, *176*
　折り紙　58, 74
　オリンピック大会旗　45
　音　読　23
　買い物　169, *185*
　影の長さ　100, *178*
　カーチェイス　87, *177*
　カップケーキ　102, *178*
　カフェの壁　90, *177*
　変わり者　134, *182*
　汗馬の労　72, *175*
　記憶力　20, 22, 26, 34, 35, 38, 39, 42〜45, 162, 166, 168, 169, *173*, *184*
　寄宿生活　133, *182*
　貴人の好物　42
　キャラクター想像ごっこ　71
　キャリア想像ごっこ　71
　極地探検家　85, *177*
　銀行強盗　87, *177*
　雲のイメージ　69
　グラスの氷　83, *176*
　グラスの水　73, *175*
　グラフ　101, 103, *178*
　車を押す人　89, *177*
　ケーキ　52, *174*
　言語的推論　135, *183*
　コイン投げ　117, *181*
　硬　貨　118
　高級志向　115, *181*
　格子点　91, *178*
　五感の刺激　43
　国旗の暗記　166
　国旗の模様　19
　国　境　88, *177*
　言葉ころがし　131
　言葉のはしご　132, 165, *182*, *184*
　五輪の色　45
　コンピュータの販売　103, *178*
　サイコロ　162, *184*

エクササイズ（つづき）
　最短ルート　104, 171, *179*, *185*
　作　文　140
　柵を巡らす　21, *172*
　三角形　52, 55, 60, 82, 83, 105, *174*〜*177*, *179*
　算数クロスワード　105, *179*
　仕上げ　162〜171, *184*, *185*
　時間の分解　121, *181*
　ジグソーパズル　24, 52, 171, *172*, *174*, *185*
　死刑囚問題　121, *181*
　試　験　84, 85, 87, *177*
　辞書コーナー　126, *182*
　射　的　165, *184*
　囚人と裁判官　135, *183*
　新聞紙　89, *177*
　数字，番号　34, 53, 162, *173*, *184*
　数　列　20, 118, 120, *178*, *181*
　図形の回転　58, 60
　スポーツ　39
　生活の中の音　137, *183*
　整　形　59, 164, *174*, *184*
　星　座　69
　正方形　26, 59, 80〜83, 164, 168, *173*, *174*, *176*, *177*, *184*, *185*
　線　25, 54, 90, 91, *172*, *174*, *177*, *178*
　速　読　23
　ダイエット　101, *178*
　タイマー　27, *173*
　タイル　58, 103, 167, *174*, *178*, *185*
　宝探し　56, *174*
　建物の高さ　84
　単語並び替え　166, *185*
　単語の対応　132, *182*
　地　図　56, *174*
　父親と息子　72, *175*
　知　能　16, 17
　直　喩　70

索引

エクササイズ（つづき）
 釣り　72, **175**
 出会いのチャンス　101, **178**
 ティーカップ　59, **174**
 展開図　59, 105, 162, **174**, **179**, **184**
 電卓　104, **179**
 電灯のスイッチ　22
 盗品の隠し場所　169
 動物　21, 22, 55, 72, 86, 90, 138, 139, 164, 165, 168, **172**, **174**, **175**, **177**, **178**, **183**, **184**
 時計　25, 121, **172**, **181**
 年上の双子　73, **175**
 土地売却　102, **178**
 読解力　136, 137, **183**
 とどめの閃光　88, **177**
 鳥と車　120, **181**
 鳥の絵　170, **185**
 なぞなぞ　167, **185**
 夏休みのバイト　136, **183**
 ナンバーズ　114, **180**
 日時　22, 34
 日曜大工のジレンマ　45
 縫い取り模様　44
 バイクの部品　25, **172**
 バケツの水　119
 橋の下のバス　100, **178**
 柱の傷　89, **177**
 橋を渡る　73, **175**
 バス通学　101, **178**
 バスルームのリフォーム　103, **178**
 パトロールカー　87, **177**
 花　60, 90, **175**, **177**
 話の種　141
 腹ぺこライオン　165, **184**
 反転数字　53
 久かたぶりの同級生　162, **184**
 秘密の話　70
 瓶詰めコイン　88, **177**
 プロポーズ大作戦　170, **185**
 文章校正　134, 167, **183**, **185**

エクササイズ（つづき）
 ホーム＆アウェイ　20
 まじめな学生　101, **178**
 マスト　91, **178**
 間違い探し　24, 35, **172**, **173**
 マッチ棒　80〜83, 164, **176**, **177**, **184**
 窓を広げる　72, **175**
 魔方陣　26, **173**
 マンホールの蓋　25, **172**
 三つの扉　121, **181**
 見分ける　49, 55, **174**
 息子の感謝　86, **177**
 面積　54, 60, 102, **174**, **184**, **185**
 モザイクタイル積み　58, 167, **174**, **185**
 モナリザの謎　34, **173**
 模様　58, 59, 91, 167, **174**, **178**, **185**
 森のスイマー　73, **175**
 ヤギとキャベツとオオカミ　21, **172**
 野菜　42
 雪の結晶　55
 ゆで卵　27, **173**
 ラクダの頭　49
 立方体　54, 60, 162, 168, **174**, **184**, **185**
 ルーレット　115, **181**
 劣等生　87, **177**
 連想ゲーム　130, 132, 165, **182**, **184**
 ロックバンド　73, **175**
エネルギー消費量（脳の）　12
エネルギーレベル復活法　146
円グラフ　99
円周率　40
応用（マインドマップ）　63
奥行き知覚　51
怖れ　74
オーツ麦　159
お手玉　147

折り紙　58, 74
音楽（モーツァルト効果）　53
音楽（創造力）　67, 68
音楽知能　17
音読　23

【か】

外国語　128
階段登り　146
街頭演説　125, 129
海馬　14, 15, 30, 56, 150
会話　128
カエデの葉（国旗）　19
顔の記憶　35
カジノ　116, 117
カックロ　112, 113, 167, **180**, **185**
カナダの国旗　19
仮眠　157
カロリー消費量（脳の）　12
感覚（記憶補助術）　32, 33, 43
感覚記憶　32, 33, 43
感情脳　43
完璧　75
ガンマアミノ酪酸 ➡ GABAを見よ
関連づけ（記憶補助術）　33
関連づけ（マインドマップ）　63
記憶（力）　30, 31, 35〜37, 40
 視覚情報の──　19, 33, 38
 電話番号の──　99
 名前と顔の──　35
 匂いで蘇る──　43
 ペグ法で──　40
 夢の──　45
 ──の種類　32〜34
 ──のペグ化　42
記憶術（記憶補助術）　33, 35, 36, 40
記憶容量　37
記憶力ゲーム　42〜45
GABA（ガンマアミノ酪酸）　154
ギャンブラーの錯誤　116
弓状束　125

嗅覚脳　43
恐怖症
　　数字——　94
空間推論能力　56
空間的知能　50
空間認識力　48
果　物　158
グルタミン酸　148
クロスクロール　147
経験則　114, 116
啓　示（創造的思考）　67
結晶性知能　128
K-27 点　147
言　語
　　——と視覚　124
　　——と知能　128, 129
言語的推論　17, 124, 125, 127, 129, 136, 138, 139
言語能力　124, 129, 130, 132
語彙速答テスト　126, 127
後天的・先天的ルール　114
後頭葉　14
5Aルール（マインドマップ）　63
呼吸法　77
心の理論　141
言　葉
　　——と絵　138, 139
　　——のエクササイズ　130～133
コマ漫画　136
コルチゾール　150
ゴールを思い描く　75
語呂合わせ（記憶補助術）　33, 42

【さ】

魚　158
錯　誤
　　ギャンブラーの——　116
　　論理の——　114～118
錯　視　90
酒　159
左　脳　14, 15, 67, 125
サムライ数独　110, 111, 114, **180**, **184**
三角形クイズ　52, 55, 60, 82, 83, 105, **174**～**177**, **179**
酸素イオン　77

視　覚　18, 19, 48
　　言語と——　124
視覚化（記憶補助術）　33
　　数学の——　100
視覚クイズ　52～55
視覚空間的推論　17, 48, 139
視覚的思考　50, 51, 61
視覚的推論　50
視覚的メモリ　38, 39
視覚能力　49
視覚野　48, 49, 139
軸　索　15, 95
ジグソーパズル　24, 52, 171, **172**, **174**, **185**
シーケンシャルアート　136
視　床　14, 15
視床下部　14, 15
写真記憶　34
ジャーニー法　36, 37
集　中　68, 69
樹状突起　15
受　容（マインドマップ）　63
準　備（創造的思考）　67
照　合（創造的思考）　67
情　熱　71
小　脳　14, 15
ジョギング　144, 145
女性と男性　59, 97, 127
神経伝達物質　15
深呼吸　77
心身チェックリスト　148
身体刺激法　146, 147
心的回転　51, 58～60, 162, 164, 167, 168, 170, **174**, **175**, **184**, **185**
髄　鞘　15
水平思考　78, 79
睡　眠　83, 156, 157
　　——と脳　156, 157
　　——の質　150
睡眠ステージ　157
推論能力　49
数学的概念　95, 98
数学トレーニング　100, 101
数字恐怖症　94
数値的推論 ⇨ 数の能力も見よ
　　17, 94

数的才能　94, 95
数的能力 ⇨ 数値的推論も見よ
　　98, 103, 105
数　独　106～111, 164, **179**, **180**, **184**
数　列　20, 118, 120, **178**, **181**
ストレス　148～152, 154
　　——に強い脳　144, 145
ストレス応答ホルモン　150
ストレス解消術　149
頭脳食　158, 159
スピーチ力　23
3D映像　48
スロットマシーン　116, 117
整　理（記憶補助術）　33
世界記憶力選手権　31
説　明（記憶補助術）　33
セロトニン　145, 159
禅　150, 151
漸進的筋肉弛緩 ⇨ PMRを見よ
前頭前野　155
前頭葉　14, 125, 145
創造的な場所訪問　75
創造力　66～76
想像力　61, 77
創造力エクササイズ　72, 73
創造力ワークアウト　86～89
速算テスト　96, 97
速算能力　98
側頭葉　14, 95, 125
速　読　23

【た】

対義語　127, **182**
太極拳　152～154
体側ウォーミングアップ　147
大脳皮質　14, 15, 59
宝くじ　116
宝探し　56, **174**
建物の高さ測定　84, 85
卵　159
短期記憶　32
誕生日　33
男性と女性　59, 97, 127
地図を読む　56, 57
知的能力　13

索　引

知　能　16, 17, 128, 129
知能指数　➡ IQ を見よ
聴覚野　95
長期記憶　33
　　――のテスト　34, 35
直　喩　70
チョコレート　12, 146, 159
適　応（マインドマップ）　63
テレビゲーム（ビデオゲーム）　50, 55
電気パルス　12
電　卓　98
電話番号の記憶　99
同義語　127, *182*
頭頂葉　14
東洋風エクササイズ　150〜155
豆　類　159
読　書　129
読解法　136
読解力　136, 137, *183*
トランプカードの記憶　31, 37

【な】

なぞなぞ　118, 120, 135
ナッツ類　158
名前の記憶　35
並び替えテクニック　33
ナンバープレイス　➡ 数独を見よ
匂　い　43
日　記　22, *172*
ニューロン　13, 15, 53, 77, 95, 103, 125, 145
認識（能力）　49, 52
年　齢（脳の機能，記憶力）　25, 31, 128, 144
脳　12〜15, 18, 19, 21, 25, 51, 67, 77, 90, 95, 125
　　睡眠と――　156, 157
　　ストレスに強い――　144, 145
　　――の重さ　12, 158
　　――の消費エネルギー　12, 158
　　――のパワー　12, 13
　　――の老化防止　107
脳神経細胞　12, 13
脳トレ（脳力トレーニング）　17, 20〜27, 31
　　視覚を刺激する――　21〜27, 32, 35, 39, *172, 173*
　　――プログラム　17, 19
脳内幸福物質　159
脳　波　77, 151, 155, 157
脳　野　13, 125
脳由来神経栄養因子　➡ BDNF を見よ
脳　梁　14
脳　力
　　今あなたの――は？　20〜27, *172, 173*

【は】

バイリンガル　128
白昼夢　61
場　所
　　創造作業をする――　74
パターン認識　33
はみだし思考　78, 79
鍼　153
PMR（漸進的筋肉弛緩）　149
ひっかけ問題　118
BDNF（脳由来神経栄養因子）　145
ビデオゲーム　➡ テレビゲームを見よ
ビネー, アルフレッド・　17
鼻皮質　30, 43
百分率　99
ヒューリスティック理論　116
ひらめき　77
昼　寝　157
ピンクの象　61
フィボナッチ数列　118
復　習（記憶補助術）　33
ブザン, トニー・　31, 62
ブレーンストーミング　62
分　析（マインドマップ）　63
平均の法則　117
ペグ法　40
辺縁系　14, 43
扁桃体　14, 15
ボディランゲージ　18
ポリフェノール　159

【ま】

マインドマップ　33, 62, 63
マッサージ　147
マッチ棒パズル　80〜83, 164, *176, 177, 184*
マーフィーの法則　117
漫　画　138, 139
瞑　想　150, 151, 154, 155
メ　モ　61, 75
網　膜　51
モーツァルト効果　53
物語の創作　140, 141

【や】

野　菜　158
有酸素運動　144, 145
夢　45, 61, 83, 157
ヨ　ガ　154, 155

【ら】

落書き　76
立体視　51
流動性知能　128
論理の錯誤　114〜118
レイ・オスターリス複雑図形　26
レム睡眠　83, 157
連合弛緩思考　75
連想ゲーム　130〜132, 165, *182, 184*
老化防止　109
ローカス　40
ロキ・メソッド　➡ ジャーニー法を見よ
論理の飛躍　114, 115

【わ】

話　術
　　成功する――　124, 125

著者紹介

ジェームズ・ハリソン

作家・編集者。*The Buzan Study Skills Handbook*（BBC Active, 2006）の共著者、*How to Be Confident Using the Power of NLP*（Prentice Hall Life, 2008）、*How to Help Your Child Succeed At School*（Prentice Hall Life, 2007）の編集顧問。頭脳・心身向け補助療法について探った *Natural Choice*（Orbis）の編集者。現在は、マインドマッピングと記憶力の向上、速読などをテーマにしたトニー・ブザン著 Mind Set シリーズにかかわっている。

マイク・ホブズ

作家、ジャーナリスト、コピーライター。*The Big Challenge: Working Your Way To Health*（BBC Books, 2005）や *PC*（Right Way, 2008）など9著がある。サッカー、ポップミュージック、性転換など多様なテーマで6著以上を代筆している。デイリー・テレグラフ、フィナンシャル・タイムズ、ガーディアン、インディペンデント、タイムアウト、インディペンデント日曜版のニュース記事のほか、自ら経営する Westword 社でマーケティング・広報記事を20年執筆している。

謝辞

著者謝辞

本書はチームワークの賜である。両著者はプレイヤーを務めただけだ。まずこのプロジェクトを支持し熱心に支えてくれたペギー・ヴァンスに感謝したい。言葉とデザインを結びつけるという骨の折れる仕事をしてくれたサヘル・アーメッドとシャーロット・シーモア、冷静に見守ってくれたヘレン・マレー、ペニー・ウォーレン、リズ・セフトンに、ありがとう。キース・ハガンにはひときわ感謝している。人目を引くすてきなイラストのおかげで、本書は一段と魅力的になった。知識と有益な助言を授けてくれたフィル・チェンバーズにもお世話になった。ひらめきの源となり、驚くべき脳の無限の可能性と指南書づくりの実現性を教えてくれたトニー・ブザンに心から感謝する。

最後はもちろん家族たちだ。「パズル村」に住まう両著者を見守り、無数のクイズに耐え忍ぶうちに知らずと脳の限界を押し広げることになったジョアンナ、ケイティ、ヒューゴ、ルイーズ・ハリソンとモーリーン、アンナ、ジャック、エリオット・ホブズ、本当にありがとう。

出版社謝辞

ドーリン・キンダースリーから短時間で索引をつくってくれたスー・ボサンコと校正担当のアンジェラ・ベイナムへ、ありがとう。編集アシスタントのマチルダ・ゴロン、フェリシティ・ブラックショー、クレメンタイン・ボーヴェ、パズルをチェックしてくれたジェニファー・マレーとアイビー・フィッシャーもありがとう。

パズルやエクササイズを使わせてくださった以下の方々やウェブサイトに御礼申し上げる。

www.umapalata.com for "Building fences", p.21 and "Build the bird", p.170.

www.stetson.edu/-efriedma/color/ for "Numerical jigsaw", p.24 and "Colour mazes", p.26.

www.sharpbrains.com for "Cake for eight", p. 52, "Quick-speed counting", p.53.

www.geocities.com/CapeCanaveral/Lab/8972 for "Largest circle", p.53, "Straight or crooked?", p.54, "Largest parcel", p.54, "The vanishing area", p.60.

www.mycoted.com for "A perfect circle?", p.21, "Speed reading", p.23, "Manhole covers", p.25, "Drinking glasses", p.73, "The elder twin", p73, "The swimmer in the forest", p.73, "Crossing the bridge", p.73, "Lateral thinking", p.78, "Original answers", p.84, "Strange detour", p.88, "Bottled money", p.88, "Separated at birth?", p.89, "Push that car", p.89, "Triangle ratio", p.105, "Chasing cars", p.120.

Oh Teik Bin for "Creative conundrums", pp.86-87, "The fatal flash", p.88 and "Lax borders", p.88.

www.riddles.com for "Enough fish", p. 72, "Newspaper divider", p.89, "Nail on the tree", p.89.

www.cul.co.uk/creative/puzzles.htm for "The hidden story", p.70 and "Horsing around", p.72.

Brian Clegg (*Instant Brainpower,* Kogan Page Ltd, 1999) for "Summer job", p.136.

www.learning-tree.org.uk for "Matchstick mayhem", pp.80-83.

www.efinancialcareers.co.uk for "Keen student", p.101 and "Computer sales", p.103.

www.cut-the-knot.com for "The broken calculator", p.104.

www.krazydad.com for "Kakuro", pp.112-113 and p.167.

www.jimloy.com for "The famous 3 doors conundrum", p.121.

www.visualmathslearning.com for "The shortest route", p.104 and p.171.